国家级名老中医经典验案解析丛

妇科病名医验案解析

谢文英　霍华英　主　编

中国科学技术出版社

·北　京·

图书在版编目（CIP）数据

妇科病名医验案解析/谢文英, 霍华英主编. -- 北京：中国科学技术出版社, 2018.10（2025.7重印）

ISBN 978-7-5046-8076-1

Ⅰ①妇… Ⅱ.①谢… ②霍… Ⅲ.①妇科病－中医治疗法－医案－汇编－中国－现代 Ⅳ.① R271.1

中国版本图书馆 CIP 数据核字 (2018) 第 156938 号

策划编辑	卢紫晔　崔小荣
责任编辑	孙海婷
装帧设计	北京胜杰文化发展有限公司
责任校对	焦　宁
责任印制	李晓霖

出　　版	中国科学技术出版社
发　　行	中国科学技术出版社有限公司
地　　址	北京市海淀区中关村南大街 16 号
邮　　编	100081
发行电话	010-62173865
传　　真	010-62173081
网　　址	http://www.cspbooks.com.cn

开　　本	710mm×1000mm　1/16
字　　数	265 千字
印　　张	16.25
版　　次	2018 年 10 月第 1 版
印　　次	2025 年 7 月第 2 次印刷
印　　刷	三河市嵩川印刷有限公司
书　　号	ISBN 978-7-5046-8076-1/R·2278
定　　价	68.00 元

内容提要

　　本书精选国家级名老中医的临证验案 150 例，按西医的疾病为纲，分别介绍了不孕症、妊娠呕吐、习惯性流产、月经不调、痛经、闭经、更年期综合征等中医治疗效果良好的妇科疾病。每案详细阐述病史与辨证诊治经过，解析名医独特的学术思想，知常达变的诊治技巧和遣方用药的特色。本书内容丰富、翔实，密切结合临床实际，是学习中医妇科诊治经验、提高诊疗水平很有价值的参考书，适合于中青年妇科医师、基层中医师、中医院校师生和中医自学者参考。

前　言

　　中医中药，是中华民族长期以来与疾病抗争的智慧和经验的结晶，在民族的繁衍昌盛进程中发挥了不可磨灭的历史作用。医案是中医理论和实践的载体，是名老中医学术思想经验的集中体现。医案在中医学术经验传承中具有极其重要的、不可替代的学术地位。妇科医案可视为中医妇科学的一个特殊分支，是古往今来历代医家临证治验的记录和总结。它对中医妇科学的发生发展起到了阅古鉴今、羽翼经纶的特殊作用，堪称是一笔蕴藏丰富的散金碎玉，亟待挖掘整理，汲精去粕，去伪存真，使之启迪后人。

　　妇科疾病是女性常见病、多发病，如果得不到及时的治疗，除了会导致炎症在各生理部位相互蔓延和交叉感染外，还会带来许多并发症，严重时甚至会导致某些部位的恶性病变。如果身体长时间处于炎症的侵害环境中，对女性自身的免疫功能、新陈代谢及内分泌系统都会产生不良影响，从而导致身体抵抗力下降，使得其他疾病轻易入侵，形成多种疾病缠身的不乐观状况。因此，应引起广大妇女朋友们足够的重视。

　　努力发掘古代方剂，积极收集现代方剂，充分发挥中医药的优势，为临床治疗提供更多的参考依据，一直是我们的最大愿望。为此，经广泛收集整理相关资料，我们精心编纂成《国家级名老中医经典验案解析丛书——妇科病名医验案解析》一书。

　　本书精选国家级名老中医的临证验案 150 例，以西医的病名为纲，分别介绍了不孕症、妊娠呕吐、胎动不安、习惯性流产、产后发热、产后缺乳、产后身痛、产后恶露不净、急性乳腺炎、月经不调、痛经、闭经、带下病、慢性盆腔炎、更年期综合征、崩漏等中医治疗效果良好的妇科疾病。共分为十七章，每章首先阐述了这些疾病的临床表现及诊断要点；接着介绍中医大师临床治病实例，包括患者一般情况、初诊所见、诊疗过程、中西医诊断、主治方药、复诊情况及治疗结果；后面的"解析"就本案所体现的名医在诊断、辨证、治疗及用药方面的特色和经验进行总结和分析。每例医案紧紧围绕诊察病情、审证求因、辨析病机、诊治关键和标本先后等核心问题，力求厘清名医对该病的辨证思路和脉络，体现名医的辨证特点和学术特色。尽量抓住特色和经验，探求理论和规律，以对该类病症之辨证论治有所启迪。同时对本案辨治中的一些问题加以论述。

　　本书力求语言简练、通俗易懂、切合实用，医案中所选用的方剂或组方遣药，对于拓展临床医师治疗思路有参考价值，可作为基层医师诊疗时的参考用书，也是广大患者的保健用书。

编　者

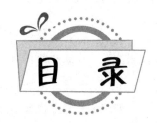

目 录

第一章　不孕症

第二章　妊娠呕吐

第三章　胎动不安

第四章　习惯性流产

第五章　产后发热

第六章　产后缺乳

第七章　产后身痛

第八章　产后恶露不净

第九章　急性乳腺炎

第十章　月经不调

第十一章　痛经

第十二章　闭经

第十三章　带下病

第十四章　慢性盆腔炎

第十五章　更年期综合征

第十六章　崩漏

第十七章　宫颈炎

妇科病

名医验案解析

第一章 不孕症

　　凡生育年龄的妇女，男方生殖功能正常，婚后同居两年以上，双方均未避孕仍未妊娠者，称为原发不孕症；如曾妊娠过（包括活产、异外妊娠或流产），而最近一年没有避孕，性生活正常，却仍未妊娠，称为继发不孕症。导致不孕症的原因较多，主要有排卵功能障碍、生殖器官先天性发育异常或后天性生殖器官病变、免疫学因素、性生活失调、性知识缺乏、全身性疾病及原因不明等。女性不孕症是一种常见病，约有15%的已婚夫妇没有生育能力，其中女性不孕约占2/3。现在，可以凭借多种方法查出病因，但治疗费用昂贵且收效甚微，因此，面对数量逐渐增多的不孕人群，预防与治疗不孕症已成为众多患者与医务工作者共同关注的课题。

　　中医学对不孕症的病因认识除先天性的生理缺陷外，常责之为肾气虚衰，气血不足，肝气郁结，痰湿阻塞，导致冲任失调，不能受精成孕。中医学治疗以补肾助阳、疏肝理气、清热解毒、燥湿化痰、调经活血等为法。

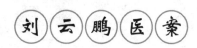

刘云鹏医案

冯某，女，27岁。初诊：1991年2月8日。患者因自然流产1胎，清宫1次，至今2年未孕，月经量少，每至中期两乳胀痛，纳呆，恶心，经前2天乳胀甚，腰腹胀。就诊时正值经前，感乳胀，小腹胀痛不适；舌暗红，苔黄，脉弦软（脉搏80次/分）。诊断：①经前乳胀；②月经量少；③继发不孕症。

【辨证】肝郁气滞，经血不调。

【治法】疏肝行气，活血调经。

【处方】调经Ⅰ号方加减。柴胡9g，当归9g，赤芍9g，红花9g，白术9g，甘草3g，茯苓9g，川芎9g，郁金9g，白芍9g，牛膝9g，乌药9g，益母草15g，香附12g。5剂，水煎服。

二诊：1991年2月14日。药后月经准时来潮，量中等，色暗红，无血块，小腹胀痛，腰痛；舌红，苔黄，脉弦软（脉搏72次/分）。此肝气渐疏，血滞不畅，宜行气通经治腰腹痛，用益母生化汤加减。

【处方】川芎10g，当归24g，桃仁9g，牛膝12g，姜炭6g，益母草15g，甘草6g，乌药9g。4剂，水煎服。

三诊：1991年2月28日。诉月经4天净。此次月经中期未见明显症状，唯舌暗，苔黄腻，脉弦（脉搏72次/分）。治宜调经除湿清热，巩固疗效，方用调经Ⅰ号方加减。

【处方】柴胡9g，当归9g，白芍9g，川芎10g，茯苓9g，甘草6g，郁金9g，香附12g，白术9g，陈皮9g，云茯苓15g，法半夏9g，黄芩9g。6剂，水煎服。

四诊：1991年4月10日。月经未至，于停经40天时开始呕吐，纳呆，停经50天查尿HCG（＋），诊为"早孕"。

◆ 解析

患者属于肝郁气滞、血行不畅、冲任失调、月经量少的不孕症。初诊时正值经前，乳胀、腰腹胀痛均为气滞缘故，以疏肝理气为主，治以调经Ⅰ号方。二诊时服上方5剂，果然月经按时来潮，量已中等，乳胀消失。此时小腹仍胀痛，腰仍痛，此肝气渐疏，血络尚未通畅之故，经期以活血为主，故予生化汤加减，加乌药、牛膝以行气通经治腰痛，且增加主方生化之力。三诊时正值月经中期，未见明显胸乳胀痛，呈气顺血活之兆，此时舌仍暗红，苔黄腻，结合上二诊分析，应以经前论治，而去通经之益母草，见苔黄腻故加黄芩和二陈汤除湿清热和胃。6剂后，即四诊时，喜见湿热得除，气血和，冲任调。月经停40天开始呕吐，已见妊娠反应，查尿HCG（＋），诊为"早孕"。

若腹痛甚，加蒲黄9g，五灵脂15g，以化瘀止痛；久痛加乳香、没药各20g，以行气逐瘀止痛。

【引自】黄缨.刘云鹏妇科医案医话.北京：人民卫生出版社，2010.

◆ 读案心悟

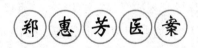

郑惠芳医案

卞某，女，27岁。初诊：2009年3月7日。未避孕未再孕1年余。患者2007年1月、2007年11月均为孕50余天查B超示无胎心、胎芽，行清宫术。术后至今1年余未避孕未再孕。2008年曾查优生四项、抗体五项均无异常；曾查催乳素偏高，为35μg/L，予溴隐亭治疗2个月后复查正常；多次查B超：无优势

名医小传

郑惠芳教授，早年承继父业，悬壶问诊，求诊者甚多。1958年郑老调至山东省立医院，任妇产科医师，接触到许多妇产科的疑难杂症，经她诊治，疗效十分满意，郑老声名鹊起，也使得许多西医对中医中药刮目相看。她擅长治疗妇科疑难病，培养出一批学术骨干力量，奠定了山东省中医妇科学科发展的基础，在全国享有很高的声誉。

卵泡。既往月经7天/30天，量色可，无不适，清宫术后月经2天/40天，量少，色暗，伴经前乳胀、腹痛。末次月经：2月5日（月经周期40天），服黄体酮来潮，量少，色暗，2天净；纳可，失眠多梦；二便调；舌稍淡，苔薄白，脉细略缓。诊其为继发不孕症，证属肝郁肾虚。患者素体肾虚，肾藏精，主生殖，肾虚不能养胎，致无胎心、胎芽；肾虚无优势卵泡，故不能受精成孕。患者因孕而不成，后又久不受孕，继发肝气不疏，气机不畅，二者互为因果，肝气郁结益甚，以致冲任不能相资，不能摄精成孕。月经后拖，量少，色暗为肾虚、血虚；血虚不能养神，故失眠多梦。舌脉亦为肾虚、肝郁、血虚之证。

【辨证】肝郁肾虚，血虚。

【治法】补肾疏肝，活血解郁。

【处方】熟地黄16g，茯苓12g，川芎9g，当归12g，白芍10g，柴胡9g，白术10g，香附12g，淫羊藿18g，菟丝子20g，枸杞子15g，紫石英30g，丹参15g，甘草6g。10剂，水煎服，日1剂。嘱复查催乳素。

二诊：2009年3月28日。末次月经：3月13日（月经周期36天），量少，色暗，伴经前乳胀，2天净。现月经周期第17天，偶有小腹隐痛；纳可，失眠多梦；大便干，日1行，小便调。脉沉；血津不足，故大便干。治宜补肾养血润肠，上方加制何首乌15g。10剂。水煎服，日1剂。

三诊：2009年4月18日。末次月经：4月12日（月经周期30天），量少，2天净。现月经周期第7天。4月15日复查催乳素：13μg/L，在正常范围内。前几日，生气后出现小腹痛2天，自行好转。纳可，失眠多梦；二便调；脉缓。经后以养血为主，宜减活血之功。上方去丹参，改川芎为6g，柴胡为6g。10剂，水煎服，日1剂。

四诊：2009年6月24日。停药2个月，近2个月月经35天一行。末次月经：6月16日（月经周期35天），量少，1天净，伴经前乳胀。现月经周期第9天。

平素易乏力；纳可，失眠多梦；二便调。脉细缓，舌稍淡；精血不足之象更甚，故宜加大补肾养血之功，肝气郁滞乳胀，并用活血通经。上方加王不留行10g，紫河车4.5g。10剂，水煎服，日1剂。

五诊：2009年11月21日（代述）。停经60天。末次月经：9月20日（月经周期30天余），10月中旬自测尿HCG（+）。11月13日，于某医院B超示早孕（符合7孕周），胎心正常。

◆ 解析

肾气充盛，天癸成熟，任通冲盛，精壮经调，适时和合，便成胎孕。肾虚，冲任虚衰，胞脉不通，皆不可受孕。患者肾虚，卵泡发育不良，无氤氲的气候，又肝气郁结，使冲任不能相资，发为不孕。舌稍淡、苔薄白，脉细略缓，均为肾虚、血虚之象。治疗应以补肾疏肝。方中紫石英、淫羊藿、菟丝子温肾阳、暖胞宫。现代药理研究证实，菟丝子、淫羊藿能增强下丘脑－垂体－性腺轴的分泌功能；紫石英有兴奋中枢神经、促进卵巢分泌的作用；熟地黄、枸杞子、当归、白芍、川芎、丹参补肾益精养血；柴胡、香附、茯苓、白术疏肝解郁、健脾益气。患者服药40剂后妊娠，足月顺产，母子健康。

◆ 读案心悟

【引自】叶青.郑惠芳妇科临证经验集.北京：人民卫生出版社，2013.

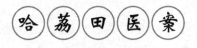

哈 荔 田 医 案

于某，女，29岁，已婚。初诊：1972年4月10日。婚后4年未孕，月经后期，量少色淡，间或有块。经前两乳作胀，腰酸，小腹冷痛，素日食少、便稀，小溲清长，四末不温，下体畏寒，体倦乏力，白带量多、质稀，小腹阵痛，关节疼痛。妇科检查：宫颈轻度糜烂，宫体前位，子宫发育略小，输卵管通畅。曾连续2个月测基础体温，均为单相型，经前诊刮为增殖期宫内膜，诊为"无排卵性月经""原发不孕症"。

【辨证】肾阳虚，寒湿阻胞，肝郁血滞。

【治法】温补脾肾，散寒通络。

【处方】金毛狗脊（去毛）、桑寄生、炙黄芪、广仙茅、巴戟天各15g，云茯苓、淫羊藿各12g，炒白术9g，海桐皮12g，威灵仙、川茜草、香附米各9g，油肉桂4.5g。5剂，水煎服。另配服加减暖宫丸，每日1剂。

二诊：1972年4月18日。药后腰痛、关节痛均减，白带已少，食纳略增。唯仍少腹胀痛，大便不实，胃痛，偶或泛恶。仍守前法，兼予和胃，养血通经。

【处方】淫羊藿、巴戟天、覆盆子、石楠叶各12g，当归15g，大熟地黄12g，太子参15g，炒白术、清半夏、广仙茅、香附米各9g，广陈皮6g，刘寄奴12g，净苏木6g。5剂，水煎服。另配服加减暖宫丸，每日1剂。

三诊：1972年4月26日。今晨月事如期而至，量少色淡红，腰酸腹痛，大便稀薄，日1~2次。此经血下趋，肝木失滋，乘侮脾土，再拟温补脾肾，养血调经为治。

【处方】巴戟天、补骨脂、覆盆子、淫羊藿各15g，菟丝子、怀山药各12g，炒白术9g，桑寄生、金毛狗脊（去毛）各12g，广仙茅、香附米、泽兰叶各9g，粉甘草6g。4剂，水煎服。

四诊：1972年5月2日。带经6天而止，此次量中色可，仍有血块。现腰酸腹痛诸症，均较既往为轻。嗣续之事，非指日可待者，拟用丸剂缓调，待月事正常，则孕育可望。予金匮肾气丸、得生丹各2剂，每日各1剂，上、下午分服，白水送下。

五诊：1972年5月20日。近日腰酸腹坠，少腹隐痛，两乳微胀，此经汛欲潮之征；脉弦滑，舌淡红，苔薄白。拟补肾养血，理气调经，稍佐益气，因势利导。

【处方】桑寄生、金毛狗脊（去毛）各15g，川续断、巴戟天各12g，当归、杭白芍各9g，野党参12g，香附米9g，川芎片6g，醋青皮4.5g，三棱、莪术各9g，穿山甲、制乳香、制没药各4.5g。6剂，水煎服。

上方服4剂，月事来潮，此次周期为28天，色、量均可，嘱经后仍服丸剂同前。此后经期即服五诊方3～5剂，经后仍服丸剂同前。调理数月，基础体温呈双相型，于1973年2月13日复诊时，月经已五旬未至，口淡无味，喜酸厌油，此乃孕育佳兆，嘱做妊娠试验，果为阳性，遂予益肾保胎、理气和胃之剂，调理月余停药。1973年10月娩一婴儿，母子均安。

◆ 解析

本例西医诊为无排卵性月经、原发不孕症，证属脾肾阳虚，化源不足，寒凝胞宫，经脉不畅，故见白带质稀、便溏溲清等症，方用狗脊、仙茅、淫羊藿、巴戟天、覆盆子、肉桂等温肾散寒，补肾填精；当归、白芍、桑寄生、熟地黄、石楠叶等滋补肝肾，养血调经；党参、黄芪、白术、茯苓、山药等健脾益气，以滋化源，使肾阳得温，精血得养，则系胞有力，冲任旺盛；脾运健旺，则气血自充，血海得盈。兼以柴胡、香附、刘寄奴、茜草、泽兰等理气活血，疏利经脉，使气血畅行，则月经自调。此后经期服汤剂，补脾肾、和气血，补而兼疏；平时服丸剂，温肾阳、调经血。生中有化，使冲任通盛，月事循常，则必能孕育。

【引自】哈荔田. 哈荔田妇科医案医论选. 北京：中国医药科技出版社，2014.

◆ 读案心悟

第一章 不孕症

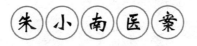

陈某，30岁。初诊：1960年8月13日。切脉细弦，舌苔薄黄。曾生1胎，

不久即夭，继而未孕已10年，迭经诊治，均无效果。经水一般超早2天，经前约1周时有胸闷不宽、乳部作胀等症，经来小腹亦胀，胃口不佳，腹中有气上下窜动，直到经来2天后，方始消失，如此已逾数载。并谓："前曾生育1次，故此次俟胸闷气胀愈后，仍有生育希望，但须有信心，保持心情舒畅。"

【辨证】肝气郁结。

【治法】疏解气滞，益气养阴。

【处方】香附9g，郁金9g，白术6g，当归9g，白芍6g，陈皮6g，茯苓9g，合欢皮9g，娑罗子9g，路路通9g，柴胡2.4g。

嘱每次经前感胸闷、乳胀时服，至经来一二日停止。患者隔四个半月又来，自述在经前服药后，腹中有骚扰感，咕咕有声，不久即下有矢气，上有嗳气，胸脘舒服，小腹亦复不胀，乳胀等症状也见好转，目前经水已有五旬未来。按脉滑数，舌苔薄黄，乃问其是否有怕冷、泛泛欲恶、小便频数等自觉症状，患者均点头称然，并谓有精神疲乏现象，乃诊断为妊娠之象。其后于1961年10月平安生产。

◆ 解析 ～～～～～

经前有胸闷、乳胀等症状者，十有六七兼有不孕，盖乳房属胃，乳头属肝，情绪不欢，肝气郁滞，木横克土，所以经前有胸腹闷胀不宽、乳部胀痛等情况，同时往往影响孕育。本例系早年生子而夭，抑郁于怀，而致10年不孕，治疗以逍遥集成方（柴胡、当归、白术、白芍、茯苓、炙甘草）化裁。用香附、郁金、合欢皮开郁行气，蠲忿息怒，使肝木条达舒畅，逍遥自在；当归、白芍养血敛阴；白术、陈皮、茯苓健脾悦胃，和中补土而令心气安宁；娑罗子、路路通能疏泄肝经的气滞，消除胸腹气胀；柴胡为厥阴的引经药，清疏郁热，

◆ 读案心悟

消除烦躁。

上法宜于经前乳胀时服用，至经来一二日时停服，下次经前再服，3～4个疗程，效果显著。

【引自】朱南孙，朱荣达.朱小南妇科经验选.北京：人民卫生出版社，2006.

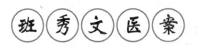

班 秀 文 医 案

周某，34岁。初诊：1990年8月21日。人工流产术后6年未孕。3个月前因"异位妊娠"手术治疗，术中因左侧输卵管壶腹部妊娠行左侧输卵管切除术。探查发现右侧输卵管因长期炎症肿胀增粗，出院诊为：①左侧输卵管切除；②右侧输卵管硬化。术后月经规则，色、量一般，经中除腰胀或小腹微痛外，余无特殊。表情抑郁，形体瘦弱，舌质淡、尖有瘀点，苔薄白，脉虚细弦。妇科检查：子宫正常大小，质中，右侧附件区增厚、压痛，左侧附件无异常。诊断：①断绪；②癥瘕。

名医小传

班秀文（1920—2014），教授，1990年被国家人事部、原卫生部、国家中医药管理局确认为国家级名老中医专家。从医60余年，治学严谨，医德高尚，擅长治疗内、妇、儿科疑难杂病，对不孕症造诣尤深。对中医经典著作和历代名家学术思想颇有研究。专著有《班秀文妇科医论医案选》《妇科奇难病论治》。

【辨证】血虚气滞，瘀阻胞脉。

【治法】养血活血，化瘀通络。

【处方】桃仁10g，红花6g，当归10g，川芎10g，赤芍10g，鸡血藤20g，丹参15g，穿破石20g，路路通10g，皂角刺10g，制香附6g。7剂，同时辅以猪蹄甲煲食。

二诊：1990年10月26日。守上方连服10余剂，药后自觉右少腹胀；舌质淡，苔薄白，脉沉细。药至病所，效不更方，守方加辛窜通络之品。

【处方】鸡血藤20g，丹参15g，当归10g，红花3g，赤芍10g，川牛膝

10g，泽兰叶10g，路路通10g，甘松10g，柴胡6g，穿山甲粉（冲服）5g。7剂。

三诊：1990年11月9日。上方共服14剂，每于药后右下腹隐痛，发作数分钟后自行缓解，现仍隐隐作痛；舌淡红，苔薄白，脉细缓。此属辛窜之品，直达血分，正邪相搏。仍守化瘀通络之法，但防其走窜动血伤正，加用调理肝脾、益气扶正之品，以冀全功。

【处方】当归10g，白芍10g，川芎10g，云茯苓10g，泽泻10g，白术10g，路路通10g，赤芍10g，莪术10g，北黄芪20g，穿破石20g，穿山甲粉（冲服）5g。7剂。

四诊：1990年12月21日。经净已11天，守上述2方交替服用，除腰胀外，余无不适，纳便尚可；舌淡红，苔薄白，脉细。守上法加疏肝通络之品。

【处方】柴胡6g，当归10g，赤芍10g，白术10g，云茯苓10g，路路通10g，威灵仙15g，急性子20g，泽兰10g，莪术10g，穿山甲粉（冲服）5g。

五诊：1991年1月23日。用上述方剂加减出入，共服药90余剂，经净后行子宫输卵管碘油造影，发现右侧输卵管外形及内部结构已基本恢复正常，右侧输卵管通畅。继予补益肝肾，调理冲任，促使其怀孕。

【处方】菟丝子20g，覆盆子10g，川枸杞子10g，党参15g，白术10g，当归10g，赤芍6g，熟地黄15g，仙茅6g，路路通10g。7剂。

守上方与归芍地黄汤加巴戟天、杜仲、菟丝子、枸杞子等加减出入，半年后妊娠。

◆ 解析

本案初为人工流产手术，肝肾损伤，邪毒乘虚而入，滞于下焦，与瘀血相搏，胞脉受阻，久积成癥。复因手术耗血伤阴，虚瘀夹杂。治疗以桃红四物汤、逍遥散、当归芍药散加减，活血化瘀，调理气血，因其为阴虚之体，故攻不宜过于峻猛，以免伤伐生机。鸡血藤、丹参、路路通、穿破石、急性子、莪

◆ 读案心悟

术、威灵仙等养血行血，辛散温通，化瘀消积而不伤正；穿山甲粉性专行散，善于走窜，能活血散瘀，通行经络，与上述诸药合用则能通瘀化积。待输卵管通畅后，改用补肝肾、调冲任以治本，使气血调和，冲任通盛，则能摄精成孕。

【引自】班秀文. 班秀文临床经验辑要. 北京：中国医药科技出版社，2000.

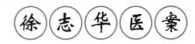

谢某，28岁。初诊：2009年7月11日。夫妻同居3年未避孕未孕。初诊患者诉结婚3年未避孕一直未孕。夫妻生活正常，配偶检查无异常，一直未予诊治。平素月经规则，16岁初潮，5天/（27～28）天，量中等，色红，无痛经。末次月经2009年7月10日，期、量如常。最近2～3个月带下增多，时有阴痒。刻下：正值经期，经量尚可，色暗有血块，无痛经；睡眠、饮食可，二便调。舌质暗红有瘀点，苔黄腻，脉细涩。诊其为不孕症，证属湿热瘀结。患者经期前后，房事不节，湿热之邪乘虚而入，上犯胞宫、胞络，与血搏结，日久成瘀，瘀滞胞宫不能摄精成孕。湿热蕴结下焦，损伤冲任，故带下量多，时伴阴痒。

【辨证】湿热瘀结，瘀滞胞宫。

【治法】清热解毒利湿，化瘀调经。

【处方】墓头回方加减。当归10g，白芍10g，川芎5g，红藤10g，败酱草10g，三棱10g，莪术10g，鱼腥草10g，延胡索10g，土茯苓15g，墓头回10g，白花蛇舌草10g，蜀羊泉10g，椿白皮10g。水煎服，每日1剂，连服15剂。

二诊：2009年8月12日。服药后经水来潮1次，末次月经2009年8月2日，月经量多，有血块，经行腹部胀满不适；饮食、睡眠可；舌质暗红、尖有瘀点，苔薄黄，脉细涩。治宜清热解毒，化瘀通络。拟方双阻汤加减。

【处方】金银花10g，连翘10g，红花10g，红藤10g，当归10g，白芍10g，紫花地丁10g，三棱10g，莪术10g，牡丹皮10g，石见穿10g，蜀羊泉10g，落得打10g，甘草10g。水煎服，每日1剂，连服15剂。

三诊：2009年9月12日。服药后末次月经2009年8月27日，量中等，色红，有血块。刻下：小腹部坠胀不适，舌质暗红，苔薄白，脉细。治宜清热解毒，活血调经。拟方二丹红藤败酱汤加减。

【处方】牡丹皮10g，丹参10g，当归10g，赤芍10g，红藤10g，败酱草10g，三棱10g，莪术10g，薏苡仁10g，黄芩10g，延胡索10g，甘草5g。水煎服，每日1剂，连服15剂。

四诊：2009年10月6日。服药后经来1次，末次月经2009年9月28日，量中等，色红，血块少，腹部坠胀不适明显减轻；舌质淡红稍暗，苔薄黄，脉细。治宜活血化瘀，调经助孕。

【处方】血府逐瘀汤加减。当归10g，白芍10g，川芎5g，红花10g，桃仁10g，生地黄10g，柴胡10g，桔梗10g，枳壳10g，川牛膝10g，甘草5g。水煎服，每日1剂，连服15剂。

五诊：2009年11月7日。末次月经2009年9月28日。停经39天，无腹痛、腰酸及阴道出血。当地医院测尿HCG（＋）。舌质淡红，苔薄白，脉细滑。治宜补气养血，固肾安胎。

【处方】安胎饮。党参10g，黄芪10g，当归10g，白芍10g，生地黄10g，白术10g，黄芩10g，桑寄生10g，狗脊10g，菟丝子10g，川续断10g，苎麻根10g，杜仲10g。水煎服，每日1剂，连服15剂。

◆解析

"全不产"，症证名，出自《千金要方》，即原发不孕症。中医学多从肾虚、肝郁、痰湿、血瘀等论治。徐老从患者病史、舌脉证出发，以"日久不孕，经来腹部不适，白带量多，舌质暗红有瘀点，苔黄腻，脉细涩"为辨证要点，从"湿热瘀"着手，治疗首以清

◆读案心悟

热利湿、活血化瘀为法，自拟墓头回方。复诊待湿渐去，瘀热为主，治宜清热解毒，化瘀通络，自拟经验方"双阻汤"，方中金银花、连翘、紫花地丁、红藤、蜀羊泉清热解毒；当归、白芍养血调经；牡丹皮、三棱、莪术活血化瘀，调经散结；落得打、石见穿清热利湿，化瘀通络；甘草调和诸药。诸药合用，共奏清热化瘀通络之功。湿热去，气血调和，则受孕可待。

【引自】李伟莉.涂志华妇科临证精华.合肥：安徽科学技术出版社，2014.

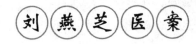

刘燕芝医案

应某，25岁。初诊：1993年4月3日。患者曾自然流产1胎，清宫1次，此后至今2年未孕。近半年来月经失调，每20天左右或月余，甚至2个月一潮，经前乳胀，量偏多，色暗红，有块，时痛经，5天经净。此次月经2个月余方来潮，诊时已净3天，感头晕、乏力、口干，白带不多。舌淡暗，苔薄黄，脉弦软（脉搏96次/分）。曾在本市某医院病理检查诊为"子宫内膜腺体分泌不足"，子宫输卵管通液示"左侧输卵管欠通"。诊断：①月经先后无定期；②继发不孕症。

【辨证】脾失健运，肝郁气滞，障碍血行，致冲任气血失调。

【治法】疏肝健脾，益气活血。

【处方】逍遥散加减。柴胡9g，当归9g，白芍9g，益母草15g，茯苓9g，甘草6g，太子参15g，黄芪18g，白术9g，茺蔚子9g，香附12g，丹参15g，桃仁9g，红花9g，王不留行24g。6剂，浓煎服。

二诊：1993年4月10日。药后一般情况好，时胁痛，舌暗红，苔黄，脉弦软（84次/分）。守上方加青皮9g，4剂，浓煎服。

三诊：1993年6月24日。月经46天未潮，恶心欲吐，查尿HCG（＋），诊为早孕。

◆ 解析

本案用逍遥散加味，再视其伴随症状做相应的处理。其头晕、乏力，脉弦软（脉搏96次/分），是里虚脉急之象，故加太子参、黄芪以益气，经行腹痛则加桃仁、红花以活血。其"腺体分泌不足""输卵管欠通畅"，是血流不畅、血海不盈、冲任失调的表现，故以益母草、茺蔚子配太子参、黄芪、白术、甘草补脾，加丹参、香附、王不留行又具有活血理气通络之功。6剂后脉象缓和（脉搏84次/分），乃正气渐复之兆。有时胁痛，即加青皮以助前方疏肝之力，使肝气条达，血源充足，冲任相资而喜孕。

【引自】姚乃礼，王思成，涂春波. 当代名老中医典型医案集（第2辑）·妇科分册. 北京：人民卫生出版社，2014.

◆ 读案心悟

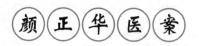

颜 正 华 医 案

吴某，30岁。初诊：1992年8月2日。曾生1胎，女孩，因有生育指标，欲孕第2胎。近2年来未避孕亦未再孕，月经量少，经行腹略痛，经前乳胀。妇科检查：子宫后位，常大，活动，无压痛，双侧附件未见明显异常，宫颈轻糜。子宫输卵管通水试验示"通而不畅"。舌淡红，苔薄黄，脉搏72次/分。诊断：①月经过少；②继发不孕症。

【辨证】肝郁血虚，冲任失养，血行不畅

【治法】养血活血，疏肝通络，益气养阴。

【处方】益母胜金丹加减。熟地黄10g，川芎12g，当归12g，益母草15g，白术10g，香附12g，丹参15g，茺蔚子9g，赤芍、白芍各12g，柴胡9g，桃仁9g，红花9g，王不留行24g。5剂，浓煎服。

二诊：1992年8月14日。诉月经来潮，量多，色红，有块，小腹痛轻，乳胀减，5天经净。继守上方10剂，此后月经正常，诸症消失，于1992年9月10日停经40天，查尿HCG（＋）。

◆ 解析

本例治疗主方为益母胜金丹，是《医学心悟》调经求嗣的首选方剂。方中以四物汤养血活血，是主药；丹参破宿血，生新血，有"一味丹参饮功同四物汤"之称，故以为助；再以白术补脾增其血之化源。血随气行，故用香附以行气，是佐药，确保血液之充沛流利；取茺蔚子、益母草调经益精，令人有子，引该药力直入冲任，发挥其调经种子作用，故以为使。本方的组成对于血虚冲任不调的求嗣者，针对性强，效果好。但如有兼夹症状，还须加减，才能丝丝入扣。例如，经前乳胀则加柴胡以疏肝，输卵管不通畅则加桃仁、红花、王不留行以通络。5剂而各恙均减，再10剂而诸症消失，阴阳和平，而乐有子矣。

◆ 读案心悟

【引自】常章富.颜正华临证验案精选.北京：学苑出版社，1996.

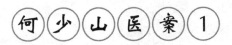

何少山医案①

朱某，31岁。初诊：1996年4月15日。婚后于1994年2月人工流产1次，此后月经后期稀发，常需注射黄体酮始行。妇科检查无异常，B超示双卵巢多囊改变，造影示双输卵管基本通畅。性激素测定：黄体生成素/促卵泡激素＞

名医小传

何少山，杭州市人。杭州市中医院妇科主任医师。出身于中医妇科世家，乃何氏女科第三代传人。他行医六十余年，术精业勤，悉心钻研，尤其对不孕症、崩漏、急慢性盆腔炎、滑胎、产后杂病等的诊治有独特的见解。1955年出任杭州市中医院院长，先后荣获浙江省卫生厅颁发的荣誉证书十余次。

3，基础体温为单相型，本次月经3月20日。症见形体偏胖，腰酸，带下偏多；舌淡，苔薄白，脉细小。拟诊继发不孕。

【辨证】肾气不足，痰湿阻络。

【治法】温经化痰，健脾化湿。

【处方】煅紫石英30g，当归12g，川芎6g，卷黄檗12g，制苍术15g，陈胆南星6g，制香附10g，郁金6g，淫羊藿15g，丹参15g，炙穿山甲片9g，化橘红5g。7剂。

二诊：4月29日。投温经化痰药后，唯带下略少，基础体温仍单相，经期错过未潮，腰酸，小腹略有冷感，此乃宫寒胞冷之证候，改投温肾健脾法。

【处方】鹿角片15g，巴戟天12g，炒白术10g，茯苓10g，肉苁蓉15g，淫羊藿15g，菟丝子15g，当归12g，川芎6g，制香附10g，郁金6g，泽兰10g，月季花9g。

三诊：1996年5月24日。月经自然来潮1次，量少，基础体温仍单相，小腹仍有冷感，遂加用肉桂3g，附子6g。如此用药，小腹渐有暖感，基础体温开始双相，月经由原来3～4个月1行改为40～50天1行。

四诊：1996年10月19日。月经50天后仍未来潮，基础体温持续高相18天，尿妊娠试验阳性，遂以安胎之法，后顺产一男婴。

◆ 解析

何少山认为，医者立法处方，应机动灵活。临床病症变化多端，治法要随之改变，要有预见，争取主动，灵活用药，方可提高疗效。患者形体偏胖，是为脾虚失运，痰湿为患，肾藏生殖之精，肾虚则冲任不盛，难以

◆ 读案心悟

摄精成孕，故见基础体温单相，月经稀发，腰酸，脉症参合，系脾肾不足，兼夹痰湿。投以温经化痰，以苍附导痰丸加减，但本案开始用药效鲜，诉小腹冷，腰酸。辨证：痰湿是为标，脾肾阳虚乃其本。调整用药，温肾助阳，健脾化湿，考虑阳虚日久，必用桂附方可奏效。选肉桂、附子温补肾阳，暖宫去寒，配淫羊藿、鹿角片、巴戟天、菟丝子温助肾阳，填补奇经；炒白术、茯苓健脾益气，使脾土敦阜，湿痰蠲除；佐以当归、川芎、香附、郁金、泽兰补血理气之品，终使阴阳自和，冲任得养，阳回宫暖，而告妊娠。

【引自】章勒.何少山医论医案经验集.上海：上海科学技术出版社，2007.

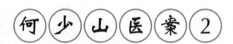

何少山医案2

徐某，32岁，已婚。初诊：2002年8月7日。2000年3月曾孕45天难免流产经清宫术，恶露淋漓10余天。2年来未避孕一直未孕。平时常感下腹隐痛，带下量多、色黄，腰酸乏力。2002年7月在笔者医院行子宫输卵管造影证实"两侧输卵管炎症梗阻，宫腔粘连"。末次月经7月13日。就诊时月经将来潮，下腹作痛，腰膝酸软，带多、色黄；脉细，舌红，苔薄。

【辨证】瘀血阻滞，胞脉闭塞，肾气不足。

【治法】清热，活血化瘀，填精调经。

【处方】生黄芪15g，红藤30g，败酱草30g，三棱10g，莪术10g，皂角刺10g，路路通15g，茯苓12g，赤芍10g，当归12g，桃仁6g，泽泻10g，穿山甲10g，鹿角片10g，薏苡仁30g，重楼10g。7剂。

二诊：服药1剂后经转，量中等，6天净，腹痛已除，腰酸减轻；脉细，舌红，苔薄。治拟滋肾、活血化瘀，配合中药妇外4号保留灌肠。

【处方】熟地黄12g，黄精20g，玉竹20g，鹿角片10g，菟丝子30g，淫羊藿15g，川续断15g，生黄芪15g，红藤30g，败酱草30g，重楼10g，皂角刺10g，路路通15g，穿山甲10g，赤芍10g。7剂。

三诊：经间期带下量中、色转白，腹痛未作，略感腰酸；脉细，舌红，苔薄。再拟补肾活血调冲。

【处方】紫河车粉6g，鹿角片10g，菟丝子30g，淫羊藿5g，巴戟天15g，丹参12g，赤芍10g，当归12g，红藤30g，败酱草30g，皂角刺10g，路路通15g，穿山甲10g，生黄芪15g，重楼10g，生甘草5g。7剂。

四诊：服药后腹痛腰酸已除，带下量少、色白，末次月经8月8日；脉细，舌红，苔薄。黄体期，治拟温肾活血调冲。

【处方】淫羊藿15g，菟丝子30g，鹿角片10g，巴戟天15g，肉苁蓉12g，石菖蒲9g，路路通15g，皂角刺9g，穿山甲10g，三棱10g，莪术10g，生黄芪15g，红藤30g，败酱草30g，牡丹皮10g，甘草5g。7剂。

如此调理4个月，末次月经12月9日，1月17日查尿β-HCG（＋），改为滋肾安胎中药口服观察。孕2个月时，B超检查提示"宫内早孕"。

◆ 解析

本例不孕症患者病起于输卵管梗阻、宫腔粘连。中医学辨证属瘀血内阻、肾气已虚、胞络闭塞。治疗分为经期、月经后期、经间期及月经前期等不同时期。经期盆腔充血，瘀血易于凝滞，故予清热化瘀之红藤、败酱草、生黄芪、重楼等活血化瘀，畅通胞脉；经后期则在清热化瘀的基础上用熟地黄、黄精、菟丝子、淫羊藿、川续断等滋肾填精、调经；经间期即排卵期加紫河车粉、巴戟天、丹参、当归等补冲任活血促排卵；经前期即西医所谓黄体期，予淫羊藿、巴戟天、肉苁蓉、菟丝子等温肾助阳，温煦胞宫，为胞宫受孕打好物质基础。并在治疗过程中注重用穿山甲、皂角刺、路路通、三棱、莪术等峻下通透之品疏通输卵管，配合化瘀通络之中

◆ 读案心悟

药保留灌肠使药物直达病所，如此综合治疗终使
瘀邪去、胞络通而得受孕。

【引自】章勒．何少山医论医案经验集．上海：上海科学技术出版
社，2007．

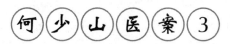

夫妻：申某，女，34岁；吴某，男，36岁。初诊：2002年4月3日。女方：7年前大产1胎，孩子夭折，1999年2月异位妊娠，手术治疗时将右侧输卵管切除，此后3年未孕，曾到处医治而无果。2001年5月输卵管造影示左侧输卵管炎症，通而欠畅；右输卵管显影至峡部。2001年10月行"试管婴儿"2次失败。平时月经周期超前3～5天，行经时有小腹隐痛，伴腰酸，经前乳胀1周。末次月经3月29日，3天净。

【辨证】肝气郁滞，气滞瘀阻。

【治法】活血补肾，滋阴养血。

【处方】黄芪建中汤加味。清炙黄芪15g，桂枝5g，炒赤芍、白芍各10g，茯苓10g，炒白术10g，生甘草5g，制大黄9g，牡丹皮6g，桃仁9g，葫芦巴10g，小茴香5g，鹿角霜10g，当归10g，红藤30g，败酱草30g，炒枳壳5g。14剂。

男方精液化验分析报告：3级活动精子为0.9%，2级精子为10.3%，畸形率62%。诉每天在高温环境下工作1小时以上。诊脉细滑，舌红，苔薄白。

【处方】生地黄、熟地黄各15g，天冬、麦冬各10g，丹参15g，清炙黄芪15g，茜草根10g，重楼9g，淫羊藿15g，仙茅10g，肉苁蓉15g，巴戟天12g，红花3g，当归10g，川芎6g，蜈蚣3条。14剂。

二诊：2002年4月19日。女方：基础体温提示黄体期升温7天。现诉腰酸，乳胀，并有咽间稠痰咳出；舌淡红，脉细滑。肾虚肝郁病机确定，仍拟黄芪建中汤合荡胞汤酌加化痰之品。

【处方】清炙黄芪15g，桂枝5g，炒赤芍、白芍各10g，茯苓10g，炒白术10g，生甘草5g，制大黄9g，牡丹皮6g，桃仁9g，巴戟天15g，鹿角霜10g，当归10g，红藤30g，川芎6g，生山楂15g，化橘红5g。7剂。

因虑月经将潮，故嘱经期易方。

【处方】丹参15g，当归10g，川芎6g，红花5g，茺蔚子10g，路路通7个，青皮、陈皮各6g，生甘草5g，砂仁3g，化橘红5g，焦山楂10g，炒枳壳5g，桃仁6g。嘱行经则煎服，5剂。

男方：诉服上药后腹泻，去熟地黄后再服，泻止。舌淡红，苔薄白，脉弦细，再补脾肾，祛瘀生新。

【处方】熟地黄炭12g，清炙黄芪15g，党参15g，锁阳10g，淫羊藿15g，仙茅10g，丹参15g，菟丝子30g，巴戟天12g，红花3g，蜈蚣3条，焦白术10g，茯苓10g，茜草根10g。10剂。

三诊：2002年5月8日。女方：末次月经4月24日，诉药后经量增加，潮时小腹痛除，腰仍酸，现诊时月经已净10余天，咽部仍有痰感，脉细涩，再予温通佐以化痰。

【处方】当归12g，川芎6g，炒赤芍、炒白芍各10g，姜半夏9g，陈胆南星6g，化橘红5g，鹿角霜10g，小茴香5g，淫羊藿15g，巴戟天10g，葫芦巴10g，土鳖虫12g，生甘草5g，炒枳壳6g，桃仁6g。煎服14剂。

男方：原方出入。

【处方】熟地黄炭9g，清炙黄芪15g，党参15g，当归12g，淫羊藿15g，仙茅10g，丹参5g，菟丝子30g，巴戟天12g，红花3g，桃仁5g，蜈蚣3条，茜草根10g。14剂。

5月31日来电：其妻已妊娠，且B超证实为宫内孕。

◆ 解析

不孕症，病因繁多，贵乎详察。本例不孕之治疗，此前颇费周折，因为有前2次妊娠史，故治疗上都是针对女方，且女方一侧输卵管已切除，另一侧又伴有炎症，确实难以受孕。随着现代社会生活节奏的加快、工作压力的增大，以及工作环境的一些不利因素，男子精子质量低下的发病率逐年上升。故何少山在患者夫妇初诊时，即检查了男方的精液常规，确

◆ 读案心悟

诊其有弱精症，于是，一方面积极治疗男方的疾病，另一方面也不放弃对女方输卵管炎症的治疗。女方投温经通络、涤痰醒宫之剂，以畅通胞脉；男方投活血祛瘀、补肾填精之剂，以提高精子质量。如此调治，不足2个月即受孕。

【引自】章勒. 何少山医论医案经验集. 上海：上海科学技术出版社，2007.

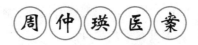

林某，27岁，已婚。初诊：1998年11月3日。主诉：流产后1年余未孕。病史：1997年3月药物流产后月经渐少；近1年来未避孕亦未孕，月经量少，色黑，延日不净；末次月经10月28日，6天尚未净，胃脘时有不适。面部少量痤疮，形体略瘦，舌暗，苔薄白，脉沉细弦。B超示双卵巢多囊改变。分析：胞络受损未复，冲任失守，故而月经延日不净；胞宫失养，故难以摄精成孕。中医诊断：不孕症；西医诊断：继发不孕症。

名医小传

周仲瑛，南京中医药大学教授、主任医师、博士生导师、国医大师。世代中医，幼承庭训，随父周筱斋教授学习中医。1948年开始从事中医临床工作，1956年进入南京中医学院附属医院工作，先后任住院医师、主治医师、主任医师、院长等职。目前担任中国中医科学院学术委员、江苏省中医学会终身名誉会长等职。

【辨证】脾肾两虚夹瘀。

【治法】益气养阴，健脾补肾。

【处方】党参12g，酒白芍10g，焦白术10g，茯苓10g，阳春砂3g，制巴戟天12g，蒲公英15g，制甘松3g，海螵蛸10g，茜根炭6g，墨旱莲12g，清炙黄芪15g，马齿苋15g。10剂。

二诊：1998年11月13日。经净2天复诊，胃痛转轻，前方去制甘松，加仙鹤草、牡丹皮、藕节、川续断、炒杜仲以补肾，凉血止血。

三诊：1998年11月21日。投上方月经淋漓，近日量反增，面部痤疮又发，再拟益气滋阴，化瘀止血。

【处方】清炙黄芪30g，党参15g，杭白芍10g，焦白术10g，仙鹤草30g，鹿衔草30g，鹿角霜10g，生地黄炭12g，牡丹皮6g，藕节15g，海螵蛸10g，煅牡蛎18g，阿胶珠12g。

四诊：1998年11月28日。投上方3剂后经净，痤疮渐隐，宗前意，去止血药，加淫羊藿、肉苁蓉。

五诊：1998年12月5日。经净已11天，胃脘不适，带多便燥。再拟健脾和中，补肾疏肝。

【处方】党参12g，酒白芍10g，生甘草5g，阳春砂3g，玫瑰花5g，佛手片5g，川续断10g，炒杜仲12g，菟丝子15g，制狗脊12g，大腹皮10g，全瓜蒌12g，蒲公英15g。7剂。

六诊：1998年12月12日。经上药调理胃脘已适，咽干唇燥，面颊又发痤疮，基础体温上升1周，再拟补肾养血疏肝。

【处方】川续断10g，菟丝子10g，炒杜仲12g，当归10g，酒白芍10g，川芎6g，制香附10g，泽兰叶10g，绿萼梅5g，炒僵蚕9g，炙穿山甲片10g，益母草15g，阳春砂3g，生甘草5g。

七诊：1998年12月16日。末次月经12月21号，量多伴血块，小腹隐痛，恐延日不净，拟健脾补肾固冲。

【处方】党参15g，清炙黄芪15g，酒白芍10g，焦白术10g，瓜蒌皮10g，红藤30g，马齿苋15g，制巴戟天12g，仙鹤草30g，鹿衔草30g，牡丹皮6g，藕节15g，川续断10g，炒荠菜花10g，槐米炭10g。7剂。

八诊：服上药后月经5天净，经净后少量赤带，以健脾和中调理，宗五诊方。于1月12日经间期又漏下，量少，基础体温未升，改投健脾补肾固冲药，宗七诊方。经间期出血淋漓11天净。

复诊：1999年2月10日。末次月经1月30日，后期9天，经期予活血疏肝，本月起配合氯米芬，中药以健脾补肾调理。

复诊：1999年5月21日。末次月经4月16日，月经8天净，现月经愆期，查尿妊娠试验阳性。

◆解析

初诊时症见月经量少、色黑，延日不净，胃脘时有不适，健脾补肾固冲为治，先后天之本得

◆读案心悟

以培补，经量增多，尚有经间期漏下，在健脾补肾同时，适时配合氯米芬促排卵而获效。可见周仲瑛治不孕，既把握辨证施治的原则性，又权宜多变，有是证用是药，疗效尤捷。

【引自】陈四清.周仲瑛临证医案精选.北京：人民军医出版社，2011.

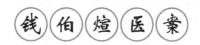

李某，27岁，已婚。初诊：1969年9月9日。结婚3年不孕。患者20岁前未来过月经，20岁时始做人工周期来潮，断续5年，仍不能自行来潮，某医院曾诊断为子宫输卵管慢性炎症，结核性可能大，原发闭经，原发不孕。1967年2月至1968年8月，经中医药调气活血治疗后，月经才能来潮，量少、色紫，1～4天即净，偶尔5～6天，并有痛经。现下腹胀痛，腰痛，白带时下；舌苔薄白稍腻、质红，脉左弦右软。

【辨证】肝气郁结，疏泄失常。

【治法】疏肝调经。

【处方】加味逍遥丸180g，早、晚各服6g。

二诊：1969年9月30日。腹痛稍缓，劳则腰痛，白带稍多，头晕，少寐；舌苔薄白，脉象细软。治以补益肝肾。

【处方】河车大造丸20丸，早服1丸。619丸（笔者医院自制）20丸，功能：补益肝肾。组成：生地黄、熟地黄、阿胶珠、海螵蛸、桑螵蛸、沙参、川续断、桑寄生、墨旱莲、白芍、覆盆子、卷黄檗、女贞子、白薇各等份；服法：上药共为末，炼蜜为丸，丸重9g，晚服1丸。

三诊：1969年10月27日。月经昨至，量多、色暗红，下腹痛甚，头晕，腰痛，纳呆泛恶；舌苔薄白，脉象细软。治以养血调气，佐以和胃。

【处方】当归9g，白芍9g，川芎3g，熟地黄12g，陈皮6g，清半夏9g，制香附6g，艾叶3g，川续断12g，蒲黄6g。4剂。另：加味逍遥丸90g，每日上午服6g；河车大造丸15丸，每晚服1丸；八珍益母丸60丸，早、晚各服1丸。汤剂服完，续服丸剂。

四诊：1970年2月23日。月经1月30日来潮，3天净，于2月9日又来潮，4天净，经行腹痛，腰痛，带多，便秘；舌苔薄白，脉象沉细。治以补气血，益肝肾，调冲任。

【处方】党参12g，黄芪12g，山药12g，生牡蛎15g，艾叶3g，生地黄、熟地黄各9g，当归9g，川续断12g，沙苑子12g，桑寄生15g。8剂。另：白凤丸10丸，上午服1丸。人参归脾丸10丸，晚上服1丸。汤剂服完，再服丸剂。

五诊：1970年4月6日。月经今日来潮，量少、色暗红，下腹隐痛；舌苔薄白，脉象沉细。治以健脾疏肝益肾为法。

【处方】党参12g，茯苓12g，当归12g，丹参12g，干地黄12g，白芍9g，沙苑子12g，川楝子9g，制香附6g，牛膝9g。6剂。

六诊：1970年5月3日。月经未至，诸恙尚安，舌苔淡黄，脉象沉细。治以养血理气调经。

【处方】干地黄15g，白芍9g，当归12g，川芎6g，丹参12g，制香附6g，川楝子6g，乌药6g，鸡血藤12g，牛膝9g。6剂。

此后服药，均用调补气血之法治之，月经在6月、7月、8月3个月尚准，12月内诊检查，已妊娠4个月，1971年6月10日分娩一男婴。

◆ 解析

此例由于肝肾两亏，精血不足，致使冲任虚弱，胞脉失其濡养，加以情志怫郁，气滞血凝，故月经不能以时下而致经闭。故治法先以疏肝调经为主，使肝郁得解，气血运行，然后再以补养气血为治，采用加味逍遥丸、河车大造丸、白凤丸、归脾丸等，再用汤剂并进。病情逐步好转，月经按月来潮，治疗将近2年，成功获孕。

【引自】中国中医研究院西苑医院. 钱伯煊妇科医案. 北京：人民卫生出版社，2006.

◆ 读案心悟

第二章　妊娠呕吐

　　妊娠呕吐是妊娠早期征象之一，多发生在妊娠2~3个月期间。轻者出现食欲缺乏、择食、清晨恶心及轻度呕吐等现象，一般在3~4周后即自行消失，对生活和工作影响不大，不需特殊治疗。少数妇女妊娠反应严重，呈持续性呕吐，甚至不能进食、进水，并伴有上腹饱胀不适、头晕、乏力或喜食酸咸之物，多见于精神过度紧张、神经系统功能不稳定的年轻初产孕妇。另外，孕妇的胃酸降低、胃肠道蠕动减弱、绒毛膜促性腺激素增多及肾上腺皮质激素减少等原因，与妊娠呕吐也有一定关系。妊娠呕吐，中医学称之为"妊娠恶阻""子病""病儿""阻病"等，主要由于胎气上逆，胃失和降所致。临床上一般分为肝胃不和、阻滞、脾胃虚弱、气阴两虚等证型。治疗宜健脾和胃、降逆止呕、燥湿化痰、益气养阴为法。

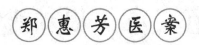

郑惠芳医案

郭某，27岁。停经60天，恶心、呕吐20天，既往月经正常，自停经40天时，出现胸闷恶心，食入辄吐，泛恶吐酸，烦渴口苦，舌淡红，苔微黄，脉弦滑。诊断：早孕，妊娠恶阻。患者阴血养胎，以致肝血亏虚，肝气过盛，冲气上逆，出现一派热象。

【辨证】肝郁气急，肝急动火。

【治法】抑肝和中，降逆止呕。

【处方】半夏紫苏黄连汤。姜半夏12g，陈皮9g，砂仁6g，紫苏9g，黄连6g，炙枇杷叶12g，白术9g，茯苓9g，麦冬12g，竹茹12g，甘草6g。

郑老强调治疗首选半夏、陈皮、砂仁味辛之品。辛为金味，金能克木，以抑肝和中；次选紫苏叶、黄连、炙枇杷叶，味辛而苦，辛能开胃悦脾、苦能和降胃气，辛开苦降、和中止呕。郑老还用性味甘寒之茯苓、麦冬、竹茹清火制酸补胃虚。甘草调和诸药，共奏抑肝和中、降逆止呕之效。6剂后，患者呕吐泛酸除，未再出现胸闷，饮食有加。

◆ 解析

妊娠后出现恶心呕吐，厌食，或食入即吐者，称为"恶阻"。本病多发生于妊娠早期，一般妊娠3个月后逐渐消失。本病属妊娠病范畴，相当于西医的妊娠剧吐。发生恶阻的主要病机是冲脉之气上逆，胃失和降所致。常见原因有脾胃虚弱、肝胃不和与胃阴不足。郑老认为妊娠恶阻以肝胃不和多见，妇人之身，有余于气，不足于血，孕后阴血下聚养胎，以致肝血不足，肝气偏旺，肝气升动夹冲气上逆犯胃

◆ 读案心悟

而发生呕吐。若肝郁气急，动火伤脾犯胃，胃气失于和降，亦可致恶阻。郑老强调治疗以调气和中、降逆止呕为主。若患者素体脾胃虚弱，治宜健脾和胃、降逆止呕，香砂六君子汤加减；若有呕吐日久胃阴不足者，可在调气和中、降逆止呕的基础上佐加沙参、芦根、麦冬、竹茹之品。

【引自】叶青.郑惠芳妇科临证经验集.北京：人民卫生出版社，2013.

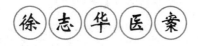

徐志华医案

苏某，27岁，已婚。初诊：1981年4月10日。停经70天，恶心、呕吐1个月。初诊第一胎妊娠70天，呕吐1个月，于停经40天即有恶心呕哕，逐渐加剧，食入即吐，甚则呕吐苦水及血性物。曾在某医院住院治疗10天，用中药香砂六君子汤配合输液，效果不显，反复呕哕，不能进食。诊见头目眩晕，面色苍黄，神倦乏力，形体消瘦，小溲短赤，大便干燥。拟用当归芍药散加黄芩、竹茹、制半夏、枇杷叶等治疗。

【辨证】冲脉上逆，胃失和降。

【治法】调和肝脾，降逆止呕。

【处方】白芍10g，当归10g，川芎6g，炒白术10g，茯苓10g，泽泻10g，黄芩10g，竹茹10g，制半夏10g，枇杷叶10g。嘱服5剂，每日1剂，水煎服。

二诊：1981年4月15日。药后呕吐次数减少，食欲稍增，病情有所改善，原方续服5剂。上述方药共服15剂后，能进普通饮食，纳畅神怡，基本痊愈。

◆ 解析 ～～～～～

恶阻即谓恶心呕吐、头眩、恶食、择食是也。《备急千金要方》中曰："凡妇人虚赢，血气不足，肾气又弱，或当风饮冷太过，心下有痰水者，或欲有胎而喜病阻。所谓欲有胎者，其人月水尚来，颜色肌肤如常，但苦沉重愦闷，不欲食饮，又不知其患所在，脉理顺时平和，则是欲有娠也。"现代医学称之为"妊娠呕吐"。徐老认为，妇女妊娠后，胎元初凝，经血不泻，血聚养胎，胞宫内实，致使冲气上逆，胃失和降，遂发恶阻。治疗本病，徐老应用自拟经验方加味温胆汤随症加减，屡试屡验。病例症见头目眩晕，面色苍黄，神倦乏力，形体消瘦，乃素体胃弱肝郁、冲脉之气上逆所致，治以调和肝脾，降逆止呕。此外，徐老指出，妊娠恶阻是以呕吐为主要症状，故在饮食方面，均以清淡、稀软、容易消化的食物为主，避免闻臭、腥、腐、香窜食品，少食或不食油腻厚味。胃气虚弱者以牛奶、豆浆、蛋羹、米粥、软饭、软面条为主；肝热气逆者，则宜多吃蔬菜和水果。进食方法，以每次少量多次进餐为好。

【引自】李伟莉. 涂志华妇科临证精华. 合肥：安徽科学技术出版社，2014.

◆ 读案心悟

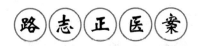

路志正医案

　　唐某，34岁，孕妇。初诊：1983年初。主诉身孕已1月余，自早孕40天始出现恶阻，呕吐不能进食，现症渐见加重，呕吐频（呕物酸黏），饮食俱拒，并时伴吐血鲜红。孕妇身冷烦躁，夜不能寐，大便三四日不行，诊其脉来弦滑，左寸脉上鱼际，观其舌质暗红，少苔。证势笃急，然路老辨证经纬有序，妊娠后经血不泻，内聚养胎。冲脉气盛，上犯于胃，胃失和降，胎滞气血，蕴而化热，伤及阳络，故有呕吐频作，时见吐血鲜红；阳明燥热，腑气不通，气郁内闭，阳不达表，故有便秘烦躁，身冷诸症。冲脉气盛当以平肝制冲，而金能克木抑其冲盛，且肺胃之气同以降为顺，胃气上逆易影响肺失清肃，因而治应佐以清肃肺气，一平其肝气，一固未殃之地，一举两为矣。

　　【辨证】热蕴气盛，胃失和降。

　　【治法】清热止呕，通腑泻浊。

　　【处方】紫苏叶（后下）3g，黄连2g，黄芩9g，生大黄（后下）3g，炙枇杷叶12g，陈皮6g。每日1剂，水煎服。

　　药进2剂，腑气得通，恶心呕吐明显减轻，两日未见吐血，且稍能进食；再诊其脉，仍见弦滑，但已不上鱼际，舌质红，苔少。诸症好转，但呕吐日久，阴液受损，脾胃失养，现既腑气已通，热势已减，则应虑其伤阴化火之变，遂和胃降浊，养阴和络，佐以清肝制冲。

　　【处方】藿香梗3g，竹茹10g，清半夏6g，云茯苓15g，川黄连2g，吴茱萸1g，枇杷叶9g，玉竹6g，刀豆6g，旋覆花（包煎）9g，赭石（包煎）12g。每日水煎1剂，分4次少量频服。共9剂。另有紫苏叶3g，黄连1g，日常开水冲泡茶饮，2剂。

　　药后，呕恶均瘥，纳谷渐进，精神来复，停药未再呕吐，后稍事调理，以资巩固。

◆解析

◆读案心悟

恶阻者，谓其恶心而阻其饮食，是妊娠早期常见现象，多见于妊娠后6～12周。出现呕吐恶心、厌食、择食或食入不下，恶闻食气，若反应重者，反复呕吐迁延不能自止，甚可诱发他病或殃及胎儿正常发育，故当及时治疗。《万氏妇人科》曰："轻者不服药无妨，乃常病也，重者需药调之，恐伤胎气。"恶阻病因，有胃虚、痰滞、气郁等不同，多有兼夹之异，寒热虚实之别，但其病机，总属孕体血聚养胎、冲脉气盛、其气上逆、引动胃失和降所致。上述之例。

妊娠恶阻，是为阳明脉证，脾胃蕴热，腑实不通，且肝气冲逆，热伤血络，并见吐血，故清泻腑热，肃肺制肝。随其证而治之。不因苦寒、泻下之品而舍黄连、赭石、大黄诸药。"有故无殒，亦无殒也"，只要辨证准确，掌握药量，小制其剂，中病即止，有其证用对药则无伤胎之虞。

【引自】杨悦娅. 有故无殒辨治妊娠病——路志正教授经验撷菁. 中医药通报，2006，5（1）：13-16.

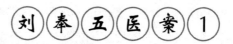

刘奉五医案①

李某，28岁。初诊：1969年4月3日。主诉：停经70天，呕吐1个月。1个月来呕吐恶心不欲食，有时入食即吐，脘痞嗜卧。检查：面色萎黄，精神疲惫，肢末欠温；舌淡，少苔，脉沉细无力。

【辨证】冲脉上逆，胃失和降。

【治法】温中散寒，降逆止呕。

【处方】干姜人参半夏丸改汤加味。干姜12g，人参9g，半夏12g，白术9g，陈皮7.5g。水煎，徐徐温服之，连服2剂。

二诊：1969年4月5日。呕吐恶心减轻，欲进稀粥，精神好转；自觉心悸，夜寐不安；舌淡，脉沉细弱。原方加炒酸枣仁15g，当归9g。2剂。药尽症除，因体质不足，为巩固疗效，以香砂六君子汤3剂，健脾和胃善后。于7个月后，足月而产。

◆ 解析

《金匮要略》说："妊娠，呕吐不止，干姜人参半夏丸主之。"干姜人参半夏汤具有健脾益气、化饮降逆之功，为治疗妊娠脾胃虚寒饮逆证之良方。脾胃素弱，寒饮停留，冲气夹胃气上逆则呕吐。方中干姜温脾胃而散寒，暖中阳而化饮。人参、白术补益脾胃，使脾主运，胃主纳，与干姜为伍，补气又补阳，使中阳得复，寒饮得除。半夏、陈皮疏理脾胃气机，以降逆止呕，与人参相配，降中有补，化饮而不伤中气和胎气，并使中气得健，或胎气得保。方中半夏本为妊娠慎用药或禁忌药，遵《黄帝内经》"有故无殒"之理，当用半夏。半夏于方中起治疗病症的作用，而不至于伤胎气，一旦病症解除，即当停用。半夏若非疗疾则有损胎之弊，法当识之。干姜人参半夏丸在临床治疗妊娠恶阻可随症加减。

【引自】北京中医医院北京市中医学院. 刘奉五妇科经验. 北京：人民卫生出版社，2006.

◆ 读案心悟

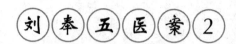

任某，女，28岁，已婚，外院会诊病历。初诊：1963年6月11日。停经4个月，呕吐2个月。患者于停经50天后即有恶心呕吐，近1个月来呕吐加剧，饮食不入，呕吐物中有时带咖啡色黏液，或有血丝。病后显著消瘦，体重减轻约10kg。住院后，经输液及西药治疗，恶心呕吐不止，伴有低热（体温37.4～38℃），口干苦，喜冷饮，但饮入即吐，心烦急躁，倦怠嗜卧，睡眠不佳，小便短赤，大便干燥，数日一解。检查：体温37.8℃，精神萎靡，面黄白，消瘦，说话无力，唇红干，卧床不起，皮肤干燥而松弛，高度脱水面容。妇科检查：子宫大小与妊娠期相符合。查尿妊娠试验阳性，尿酮体阳性。尿常规：蛋白微量。血红蛋白9.5g/L，红细胞3.4×10^{12}/L，白细胞13×10^9/L，中性粒细胞0.71，淋巴细胞0.29。尿胆素、尿胆原阳性。肝功能正常。血清非蛋白氮24mmol/L，尿酸226 μmol/L，二氧化碳结合力42.5mmol/L。舌象：舌质红，白苔干燥，中心薄黄。脉象：细数。中医诊断：妊娠恶阻；西医诊断：妊娠剧吐（酸中毒）。

【辨证】胃热伤阴，胎气上逆。

【治法】养阴清热，降逆和胃。

【处方】黄芩9g，枇杷叶9g（包煎），姜竹茹9g，半夏9g，橘皮4.5g，天花粉9g，黄连6g，麦冬12g，生姜汁30滴。嘱先服生姜汁，后少量服汤药，分次多服。

二诊：1963年6月13日。服中药后未再呕吐，继续输液。第2天想吃饭，曾食鸡蛋1枚、稀粥及烧鱼少许，饮水约200mL，均未呕吐。一般情况大为好转，精神尚好，情绪已稳定。再按上方黄连改为3g，继服2剂。

三诊：1963年6月14日。一般情况良好，停止输液，进食量增加，尿量增多，出入量已正常。体温37℃。复查尿酮体已转阴性，酸中毒现象已经纠正。脉沉滑稍数。再以养阴清热为法。

【处方】黄芩9g，枇杷叶（包煎）9g，天花粉9g，石斛9g，竹茹9g，知母4.5g，甘草4.5g，橘皮4.5g。

四诊：1963年6月17日。病情日益好转，自配合服中药以后，未再呕吐，一般情况均恢复正常，痊愈出院。

◆ 解析

对于孕妇剧吐，若用大量汤剂顿服，势必饮入即吐。在此案中刘老嘱先服生姜汁，取其开胃止呕之功，而后以少量汤药频服，即能避免吐药的现象，这一点值得参考。另半夏一药在《本草纲目》中曾记载能堕胎，列为孕妇禁忌，近代也有报道认为此药可能会致胎儿畸形。而刘老在妊娠恶阻中经常使用，效果尚好，未见不良反应。医者在使用中可供参考。

【引自】北京中医医院北京市中医学校.刘奉五妇科经验.北京：人民卫生出版社，2006.

◆ 读案心悟

蔡 小 荪 医 案

韩某，妊娠3个月，得食即吐，入暮尤甚，时带血丝，延绵月许。王冰谓："内格呕逆，食不得入，是有火也。"里中同道曾以苦寒迭进，欲折火降逆。顺气止呕，诚是理也，初亦生效，屡服屡减，稍能进食，半个月后复又剧吐，水浆不入。再服前药，反甚无减，不分朝暮，间略血丝，唇燥心烦，形瘦神昏，目难启，自懒言，谷不沾唇已5天；舌红，脉细。

【辨证】营血亏虚，伐胃劫阴。

【治法】清热养阴，健胃止呕。

【处方】太子参9g，麦冬9g，川黄

名医小传

蔡小荪，我国著名中医妇科专家。1939年毕业于上海中国医学院，秉承祖训，深得先祖蔡小香、父蔡香荪之传。素有儒医之称的江湾蔡氏女科，源于清代乾隆年间，历代名闻遐迩，其祖父蔡小香在清末被推举为中国医学会首届会长。他深得祖辈真传，在妇科病研究领域颇有造诣。曾任上海国际妇婴保健院中医顾问、上海中医药杂志编委等职。

连2g，黄芩4.5g，姜竹茹4.5g，陈皮4.5g，川石斛9g，天花粉9g，乌梅肉3g。浓煎冷服，少量多次，服前先用米醋点舌。

2天后复诊，来者诉始服一小匙药汁即欲泛，隔时再喂，未见恶心，而知饥渴，服米汤三四匙，自觉胸膈水气下行，痰涎已少，咽喉亦舒，虽恶未吐，米汤能进，夜已安然入寐。翌日再喂药汁数次，均未见吐出，且能稍进汤水稀粥，神志清爽，要求续方。前贤谓"滋阴降火而痰自清，呕自平"之论，是可证也。

◆ 解析

《黄帝内经》有云，百病皆以胃气为本。血亏不能柔肝强之急，胃伤不能平冲气之逆，阴虚不能制胞络火炽，苦辛不能健升降化机，势涉危重，治拟益脾阴，和胃气，使脾强则津回化机守职，胃和则容谷而呕吐能止。蔡老治以甘酸合苦寒，处方以黄芩、川黄连清胃热，降胃气，苦寒直折其火；太子参益气生津以养胃阴；麦冬、石斛、天花粉滋阴补虚，除烦止呕；姜竹茹、陈皮清热和胃，理气止呕；妙用乌梅肉一味酸收敛阴，益肝开胃。《胎产心法》早有记载："恶阻吐泻作渴，效在乌梅矣。"全方用药甘酸苦寒相配，共奏清热养阴、和胃定呕之功。

【引自】蔡庄，周珮青. 蔡氏女科经验选集. 上海：上海中医药大学出版社，1997.

◆ 读案心悟

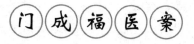

门成福医案

李某，32岁。初诊：1997年12月8日。患者停经50多天即现恶心呕吐不适，口中泛酸，未引起重视。近半个月来呕吐加剧，呕吐物中伴有少量血丝。曾在附近诊所输液治疗（用药不详），效果不佳来诊。现食入即吐，呕吐物为咖啡色，心烦，胸闷不适，头晕，身体极度虚弱，眠差，小便短少，大便3天未行；舌质红，苔薄黄，脉细数无力。

【辨证】肝郁胃热，胎气上逆。

【治法】疏肝降逆和胃。

【处方】二陈汤加味。陈皮15g，姜半夏12g，茯苓15g，乌梅15g，紫苏叶15g，白术15g，麦冬20g，玉竹15g，桑寄生25g，甘草6g，生姜汁为引。嘱多次少量服用，畅情志，饮食以流质为主。

二诊：1997年12月11日。勉强服完2剂，现呕吐稍减，呕吐物仍呈咖啡色，头晕、胸胁胀闷减轻，昨日行大便1次；舌质仍红，苔薄黄，脉细数无力。拟上方加黄芩炭15g，菟丝子25g，续服。

三诊：1997年12月17日。经1周的调理，现已不再呕吐，仍觉恶心，四肢无力。B超示胚胎发育正常，拟补肾保胎之法，佐以疏肝和胃之品，而恶心呕吐悉除。

◆ 解析

本病是一种常见的妊娠病，轻者不需要治疗，可自行恢复正常；重者则需要药物治疗。对于肝胃不和型的治疗，要注意呕吐物的性状，必要时结合现代医学进行肝功能及小便检查，并注意排除其他的胃炎、阑尾炎等所导致的呕吐。方可选用二陈汤加紫苏叶、砂仁、白术、竹茹等疏肝和胃，同时应加入补肾固胎之品，如川续断、桑寄生、菟丝子、炒杜仲等。腹胀时紫苏叶改为紫苏梗；呕吐物中夹有血丝者，可酌加黄芩炭、阿胶珠等既可保胎，又可止血之品。

【引自】门成福. 门成福妇科经验精选. 北京：军事医学科学出版社，2005.

◆ 读案心悟

王渭川医案

名医小传

王渭川(1898—1988),男,号鲁同,江苏省镇江市丹徒区人。早年学医,凡《灵枢》《素问》《伤寒》《金匮要略》《傅青主女科》等经典无不精研。后拜师恽铁樵先生,尽得其善。学成后悬壶于世,治病救人。主要著作有《中医妇科学》教材、《王渭川临床经验选》《王渭川妇科治疗经验》等。

谢某,30岁。初诊:1975年4月9日。症状:曾做人工流产2次,现已妊娠2个月,吐酸水,甚苦。食入即吐,胸胁胀闷,精神疲乏,头眩晕,烦渴,大便燥结;脉弦数,舌红,苔黄。诊断:妊娠恶阻。

【辨证】肝火上冲犯胃。

【治法】清热调肝,和胃止呕。

【处方】自制方(王渭川验方)。沙参10g,生白芍10g,枸杞子12g,女贞子24g,菊花10g,刺蒺藜10g,瓜蒌皮10g,竹茹12g,墨旱莲24g,制旋覆花10g,广藿香6g,生牛蒡子24g,麦冬10g。每周6剂,连服1周。

疗效:呕吐减轻。

二诊:1975年4月18日。症状:服上方至6剂,能吃藕粉、麦乳精,想吃,仍有呕意,大便已解、不结,眩晕、口渴显著减轻;脉弦缓,舌质淡红,苔黄渐退。

【处方】沙参10g,生白芍10g,枸杞子12g,刺蒺藜10g,女贞子24g,竹茹12g,墨旱莲24g,制旋覆花10g,广藿香6g,黄连6g,吴茱萸3g,麦冬10g。每周6剂,连服1周。

三诊:1975年4月26日。症状:病情悉解,能吃稀饭、面食,不呕吐,小便清长,大便逐日能解。

【处方】沙参10g,焦白术10g,茯苓10g,桑寄生10g,女贞子10g,厚朴3g,生麦芽30g,广藿香6g,砂仁3g。每周6剂,连服2周。

疗效:服完痊愈,照常工作。

◆ 解析

◆ 读案心悟

冲脉隶于阳明而附于肝，孕后冲脉之气较盛。患者肝胆之火夹冲气上逆于胃，而见口苦、吐酸、胸胁胀闷等，王老拟清肝和胃止呕之法。首诊药用南沙参、刺蒺藜、麦冬柔肝养阴；平抑肝阳，枸杞子、女贞子、墨旱莲滋养肝肾；滋阴清热，黄连、竹茹清肝和胃止呕，旋覆花降逆止呕；配用牛蒡子、瓜蒌皮润肠通便而不用泻下之品，以防损伤胎元；其他如砂仁、藿香，也是和胃止呕良药，遇此皆可随症选用，每获良效。二诊时，能吃藕粉，但仍有呕意，大便已通，黄苔渐去，脉弦缓。证候未变，故而守法继以原方随症减牛蒡子、瓜蒌皮，合左金丸辛开苦降，清泻肝火。三诊，病情悉解，终以调理脾肾、化湿和胃而收功。妊娠恶阻严重者常食入即吐，或服汤药后易吐，可采取少量频服方法，每次服药量不宜太多；也可于服药前试嚼少许生姜片，使患者减轻闻到药味产生的恶心欲吐症状。

【引自】王渭川. 王渭川妇科治疗经验. 成都：四川人民出版社，1981.

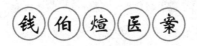

钱伯煊医案

阎某，成人，已婚。初诊：1958年4月8日。现妊娠58天，近旬余来，泛恶呕吐，不能进食，食入则吐，头晕神倦，失眠，二便俱少；舌苔薄黄腻、尖刺，脉象滑数。

【辨证】病属肝逆犯胃。

【治法】平肝和胃，以降逆气，用苦辛法。

【处方】戊己丸合橘皮竹茹汤加减。黄连1.5g，吴茱萸1.5g，生白芍9g，清半夏6g，赭石9g，橘皮3g，竹茹6g，生姜2片。4剂。

二诊：1958年4月12日。症状如前，服药即吐，依然失眠，便干溲少；舌苔白腻，脉沉滑数。治以和胃降浊，北秫米半夏汤主之。北秫米15g，清半夏9g。3剂。

三诊：1958年4月16日。服上药后，呕吐得止，头晕亦平，渐可饮水进食，时觉胃中灼热，食后痞闷，夜仍失眠，大便干结，小溲黄少；舌苔薄白、中根微腻，脉象滑数、左大于右。治以清热和胃，拟以北秫米半夏汤加味。北秫米15g，清半夏6g，白术6g，茯苓9g，谷芽9g。3剂。

四诊：1958年4月19日。上药服后又吐，不能进食，头晕得止，依然失眠，大便仍干，小溲仍少；舌苔薄白、边绛，脉象滑数。由于浊气上逆，胃气不和。治以和胃降浊，秫米半夏汤主之。北秫米15g，清半夏9g。3剂。

五诊：1958年4月22日。服药后呕吐未作，但胃部觉热，口渴，夜仍少寐，头部又晕；舌苔薄白、根微黄，脉沉滑数。此属阴虚内热、胃气不和。治以养阴和胃，方用麦冬汤加减。

【处方】麦冬6g，北沙参9g，北秫米12g，清半夏6g，大枣3枚。2剂。

六诊：1958年4月25日。服上药后未吐，已能食水果及酸味食物，胃中仍热，夜寐不宁，大便不畅；舌苔薄白腻，脉象滑数、左大于右。治以和胃清热，方以北秫米半夏汤加味。

【处方】北秫米15g，清半夏6g，竹茹6g，生白芍6g。4剂。

七诊：1958年4月30日。服药后，呕吐未作，略可进干食，食后稍感胃脘不适，少寐，大便仍干，小溲尚少；舌苔薄黄腻，脉沉滑数。治以和胃调气。

【处方】北秫米15g，清半夏6g，橘皮3g，竹茹9g。4剂。

◆解析

方用戊己丸合橘皮竹茹汤加减。药后呕吐不止，改用和胃降浊之法，方用北秫米半夏汤，呕吐得止，稍可饮食。继后症见头晕、胃

◆读案心悟

热口渴，治以养阴和胃，方用麦冬汤加减。最后以调气和胃为治，使肝逆渐平，胃气渐和，故呕吐得止，诸羔得安。

【引自】中国中医研究院西苑医院.钱伯煊妇科医案.北京：人民卫生出版社，2006.

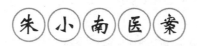

朱小南医案

黄某，34岁，已婚。初诊：1962年2月22日。平时胃气素弱，食欲缺乏，现妊娠70天，头目晕眩，恶闻食气，胸闷气逆，恶心呕吐已30余天。近日呕吐加剧，甚至呕出鲜血，乃于1962年2月伴同来诊。妊娠2个月余，恶阻呕血，头晕心烦，性情急躁；脉象滑数，舌苔薄黄。

【辨证】脾虚胃热，呕吐伤络。

【治法】宽胸健脾，降逆止血。

【处方】鲜生地黄12g，黄芩9g，焦白术6g，陈皮6g，砂仁（后下）4.5g，姜竹茹9g，老紫苏梗6g，灶心土（包煎）12g，藕节炭9g，左金丸（包煎）3g。

复诊：1962年2月24日。服药2剂后，呕血已停，泛恶亦瘥，渐能进食，现略感头晕腰酸；脉象细滑，舌苔薄黄。腰为肾之府，妊娠忌见此部酸痛。治拟固肾健脾，顺气宽中。

【处方】姜半夏6g，姜竹茹9g，焦白术6g，陈皮6g，鲜生地黄12g，杜仲9g，续断9g，藕节炭9g，左金丸（包）2.4g，乌梅1枚。服后恶阻渐止。

◆ 解析

恶阻之定名。《胎产心法》谓："恶心阻其饮食也。"民间称为"害喜"，为妊娠初期常见的征象。恶阻时呕吐剧烈，或停食时间过久，甚至呕血或昏厥者，能妨碍母胎双方健康，当宜医治。恶阻由胎气上逆影响脾胃而引起，治以健脾宽中，降逆清热为主。以下是朱老常用方，用于一般恶阻呕吐者颇验，方为焦白术、姜半夏、姜竹茹、橘皮、砂仁（后下）、黄芩、乌梅、左金丸。胃寒者去黄芩加生姜、灶心土；胃热者酌加姜川黄连、活水芦根；兼有呕血者加鲜生地黄、藕节炭以凉血止血；兼有腰酸者加杜仲、续断以固肾壮腰。

【引自】朱南孙，朱荣达. 朱小南妇科经验选. 北京：人民卫生出版社，2006.

第三章　胎动不安

妊娠期出现腰酸腹痛、胎动下坠，或阴道少量出血的病症，称为胎动不安，又称"胎气不安"。

胎动不安是临床常见的妊娠病之一，经过安胎治疗，若腰酸、腹痛消失，出血迅速停止，多能继续妊娠。若因胎元有缺陷而致胎动不安者，不宜进行保胎治疗。

本病主要机制是冲任气血失调，胎元不固。常见分型有肾虚、气虚、血虚、血热、外伤和癥瘕伤胎等。本病类似于西医学的先兆流产、先兆早产。

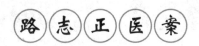

路志正医案

刘某，女，27岁。初诊：1991年12月26日。主诉：妊娠6月余，胎动不安2个月。因工作繁忙，休息不足，劳力过度，妊娠4个月时，即感胎儿在腹内躁动不安，常因此夜不能寐或夜半惊醒，伴有盗汗，心烦急躁，胃中嘈杂，纳呆，口黏无味，头晕乏力。妊娠5个月时，始有不规则宫缩，每次约持续10秒，间隔十几分钟至数小时不等。经医院妇产科检查，诊为"先兆晚期流产"。口服苯巴比妥及沙丁胺酸，症状稍缓，但停药后复作，故来求诊。现除上述症状外，面色浮红，舌质淡红，苔薄腻，脉滑数。

【辨证】为气阴不足，血失所养。

【治法】益气养血，补血和营，健脾畅中，清热安胎。

【处方】竹茹12g，紫苏梗（后下）10g，黄芩9g，炒白术10g，黄连1.5g，砂仁（后下）3g，丹参12g，炒枳壳12g，白芍15g，炒酸枣仁10g，茵陈10g，玉蝴蝶6g，甘草3g。4剂，每日1剂，水煎服。

二诊：1992年2月1日。药后心烦得解，夜寐改善，宫缩次数减少，但胎动仍较多。面色浮红见退，舌质淡红，苔薄根腻，脉滑数。既见效机，宗前法增损续进。

【处方】竹茹12g，紫苏叶（后下）3g，黄芩9g，炒白术10g，黄连1.5g，丹参15g，砂仁（后下）4g，炒枳壳10g，白芍15g，炒酸枣仁10g，佛手9g，生山药15g，甘草3g。6剂，每日1剂，水煎服。

三诊：1992年2月7日。药后胎动不安及宫缩等症明显减少，嘱暂停服药，适当进行户外运动，以提高机体防御能力。

四诊：1992年2月23日。妊娠7个月后，因工作较忙，肢倦精神疲惫，夜寐不安，胎动及宫缩又逐渐增多。目前宫缩时伴有腹痛，心烦易怒，鼻塞咽痒，胃脘不适，嗳气泛酸。经医院产科检查诊为胎儿臀位，已入盆腔，有早产之征，建议住院保胎治疗。患者经过上述治疗，对中医药疗效增强了信心，故再次来诊。查：舌淡红，苔薄白，大关脉部弦滑。

【处方】太子参10g，沙参12g，麦冬10g，丹参15g，白芍15g，炒白术

12g，黄芩10g，砂仁（后下）1.5g，紫苏梗9g，竹茹12g，炒枳壳12g，甘草6g。5剂，每日1剂，水煎服。

五诊：1992年3月15日。服上方诸症明显减轻，胎动柔和，偶有宫缩，鼻息通畅，心静眠安；纳谷日增，精神佳；舌质淡红，苔薄白，脉弦小滑。本效不更方之旨，前方再进10剂。

六诊：1992年2月28日。服上方10剂后，诸症均杳，寝食得安，二便调畅。医院产科检查示：胎位正常。为巩固疗效，再以益气养血，清热安胎，调理冲任，健脾和胃。

【处方】太子参12g，麦冬10g，丹参15g，炒白芍15g，炒白术12g，黄芩10g，炒酸枣仁10g，炒枳实12g，砂仁（后下）2g，紫苏叶（后下）6g，甘草6g。每日1剂，水煎服。

后足月时产一男婴，体重3kg，母子安康。

◆ 解析

患者年近"四七"，肾气盛而怀子。胎动不安多为气壅血热，阳气搏之，致经脉妄行，胎漏下血；阳气内盛，肝郁化火，热扰心神则心烦，夜不能寐，夜半惊醒；阴液被灼，虚热内生则虚烦盗汗；气壅血热，经脉不利，水津不布，聚热生痰，升降失司，故纳呆、胃中嘈杂、口黏无味、头晕乏力；苔腻、脉滑数为中焦气壅痰热之征。遂立清热化痰、养血安胎法调治之。以枳壳汤、竹茹温胆汤、芩术汤化裁。方中竹茹、茵陈、黄连、黄芩清热化痰、温胆宁心为君；白术、砂仁健脾和胃，枳壳行气通滞，玉蝴蝶疏肝解郁为臣；丹参、白芍、酸枣仁养血和营，安神除烦为佐；甘草调和诸药为使。本方尊刘完素、朱震亨产前宜清热之训而立，但不拘黄芩、白术之属，而以化痰清

◆ 读案心悟

热为主，调气养血为辅，收调气不伤阴、滋养
而不壅滞之效。又妙用砂仁少量，辛温为反
佐，以醒脾行气、除壅安胎。

【引自】路志正. 益气养血法治疗胎动不安临床经验. 中华中医药杂志，
2006，21（3）：167-168.

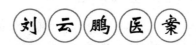

侯某，女，31岁。初诊：1987年8月5日。停经37天，阴道出血2次，伴
腹痛、腰酸。初诊患者既往月经规则，14岁初潮，5天/（20～25）天，量偏
少，色紫红，偶有血块；19岁前痛经，后消失，末次月经1987年6月30日，
现停经37天；半个月前肌内注射黄体酮5天，停药后少量出血1次，伴下腹隐
痛、腰酸。实验室检查：血HCG120ng/mL，现带下咖啡色，伴腹胀、大便不
实。舌红少津，苔黄腻，脉细滑数。

【辨证】脾肾虚弱，湿热内蕴。

【治法】益肾健脾，凉血安胎。

【处方】参苓白术散化裁。党参10g，茯苓10g，白术10g，白扁豆15g，
椿白皮5g，怀山药15g，莲子肉12g，黄芩6g，黄檗6g，桑寄生10g，白芍
10g，苎麻根15g，炙甘草6g，广木香10g。水煎服，每日1剂，连服4剂。

二诊：1987年8月12日。时感轻微腹痛，常感冒，精神较紧张；舌红少
津，苔稍腻，脉细滑数。湿热已清，胎热内扰，胎元欠安。辨证为肾虚血
热，治宜益肾、凉血、安胎。

【处方】安胎饮加减。党参10g，白术10g，茯苓10g，怀山药15g，黄芩
10g，桑寄生10g，白芍10g，苎麻根15g，煨木香5g，炙甘草5g，杜仲10g，菟
丝子10g，生地黄10g。水煎服，每日1剂，连服5剂。

三诊：1987年9月16日。妊娠2个半月，伴咳嗽，舌淡红，苔薄腻，脉细
滑微浮。证属脾肾亏虚，风邪外袭。治宜健脾益肾，止咳安胎。

【处方】百合10g，百部6g，桔梗6g，桑白皮10g，生地黄10g，麦冬
15g，黄芩10g，川贝母6g，杜仲10g，菟丝子5g，川续断10g，苎麻根10g。水

煎服，每日1剂，连服5剂。

四诊：1987年9月26日。妊娠近3个月，近日患感冒咳嗽，伴痰多，色白，质稀有泡沫，二便尚调；舌淡红、舌尖略赤，苔白微腻，脉细滑。实验室检查：血HCG350ng/mL。诊为感冒，脾肾亏虚，外感风寒型。治宜健脾益肾、止咳安胎。

【处方】苦杏仁10g，紫苏子6g，瓜蒌皮10g，川贝母6g，制半夏5g，化橘红6g，茯苓10g，桑寄生10g，苎麻根15g，菟丝子15g，杜仲10g，白术10g，黄芩6g，炙甘草6g。水煎服，每日1剂，连服5剂。

五诊：1987年10月6日。妊娠3个多月，主诉无不适，痊愈。

◆解析

先兆流产是流产过程中的先兆阶段，指妊娠28周前，出现少量阴道出血，或轻微腰酸腹痛。妇科检查：宫颈口未开；胎膜未破，子宫大小与停经周数相符。经休息和治疗，症状消失，可继续妊娠。本例患者有早产、自然流产史，本次妊娠37天，少量出血2次，血HCG水平在正常范围内，符合以上变化。本病属中医学"胎漏""胎动不安"范畴。中医学认为，胎漏、胎动不安的主要病机为冲任损伤、胎元不固。导致疾病的原因有虚、实两端，虚者可见肾虚、气血虚弱，实者多为血热和血瘀。使用参苓白术散、安胎饮（自拟方）治疗。后外感风寒，咳嗽多痰，更用经验方杏苏蒌贝二陈汤（苦杏仁、紫苏子、瓜蒌皮、川贝母、制半夏、化橘红、茯苓、炙甘草）合安胎饮加减，宣肺止咳化痰，固肾安胎，数剂而愈。

【引自】黄缨.刘云鹏妇科医案医话.北京：人民卫生出版社，2010.

◆读案心悟

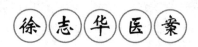

竺某，女，32岁。初诊：2008年3月25日。停经35天，阴道出血3天。主诉既往月经规则，15岁初潮，7天/（30～37）天，量中等，色红，无痛经。末次月经2008年2月19日，期、量如常，停经后3月19日自测尿妊娠试验呈弱阳性。近3天出现少量阴道出血，量少，色暗，无腹痛，无腰酸。0—0—1—0，末次妊娠2005年9月，妊娠50天时胚胎停止发育，后行清宫术。现少量阴道出血，舌淡红，苔薄白，脉细滑。诊为胎漏。

【辨证】脾肾虚弱，湿热内蕴。

【治法】补肾益气，固冲安胎。

【处方】安胎饮加减。党参10g，黄芪10g，当归10g，白芍10g，生地黄10g，白术10g，黄芩10g，桑寄生10g，狗脊10g，菟丝子10g，川续断10g，苎麻根10g，杜仲10g，炒地榆10g。水煎服，每日1剂，连服20天。

二诊：2008年4月22日。现妊娠63天，仍有少量阴道出血，无腹痛，无腰酸。B超检查示宫内妊娠。继续原方加墨旱莲以增强止血之效。

【处方】党参10g，黄芪10g，当归10g，白芍10g，生地黄10g，白术10g，黄芩10g，桑寄生10g，狗脊10g，菟丝子10g，川续断10g，苎麻根10g，杜仲10g，炒地榆10g，墨旱莲10g。水煎服，每日1剂，连服20天。

三诊：2008年5月26日。现妊娠3月余，阴道出血51天净，无腹痛，无腰酸，近2天腹泻。治宜补肾健脾，养血安胎。拟方安胎饮加广木香，行气止泻。

【处方】党参10g，黄芪10g，当归10g，白芍10g，生地黄10g，白术10g，黄芩10g，桑寄生10g，狗脊10g，菟丝子10g，川续断10g，苎麻根10g，杜仲10g，广木香10g。水煎服，每日1剂，连服20天。

四诊：2008年7月20日。现妊娠5个月，有胎动。继续补肾健脾，养血安胎治疗。B超检查示中期妊娠。拟方养胎八珍汤益气养血、固肾安胎治疗。

【处方】当归10g，白芍10g，川芎5g，熟地黄10g，茯苓10g，甘草5g，太子参10g，白术10g，杜仲10g，川续断10g，桑寄生10g，菟丝子10g。水煎服，每日1剂，连服20天。

◆ 解析

《医学入门》云："不痛而下血者为胎漏"。多因孕后气血虚弱，或肾虚、血热等因素导致冲任不固，不能摄血养胎，症见阴道不时下血，量少，或按月来血，并无腰酸、腹痛及小腹下坠等症。相当于西医的先兆流产，如治疗及时正确，可以向愈转为正常妊娠。本病的主要病因病机是先天禀赋不足，或孕后房事不节，损伤肾气，肾虚冲任不固，胎失所系，以致胎元不固而发为胎漏。故采用补肾益气，固冲安胎法。方用经验方安胎饮，以寿胎丸为主，补肾固胎。其中，党参、黄芪意在以后天养先天，化生气血，四物去川芎养血安胎，肾气充盛，胎元得固。妊娠早期重在补肾安胎，至妊娠中期，胎儿渐长，气血相对不足，故用养胎八珍汤安胎助孕，使气旺载胎，血旺养胎，无堕胎之虑。

【引自】李伟莉. 涂志华妇科临证精华. 合肥：安徽科学技术出版社，2014.

◆ 读案心悟

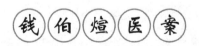

钱伯煊医案

孙某，31岁，已婚。初诊：1976年2月18日。结婚后一直不孕。功能性子宫出血10年余，经治疗后，现已妊娠2月余，妊娠40天时，曾阴道出血7天。目前腹痛、腰酸，胸闷心慌，带多、色黄，有时泛恶，寐差、便艰；舌苔白

名医小传

钱伯煊，幼承家学，从小受父亲、浙江名医钱益荪的影响，酷爱医学。稍长，攻读《黄帝内经》《神农本草经》《伤寒论》等医药著作，基础扎实。中年以后，自成一家，名扬江南。1955年受原卫生部特聘，担任中医研究院研究员和西苑医院妇科研究室主任。

腻，舌尖有瘀点，脉象沉细。

【辨证】肝气逆，脾气虚，心肾又虚。

【治法】调肝脾，益心肾。

【处方】党参12g，白术9g，茯苓12g，山药12g，麦冬9g，橘红6g，紫苏梗6g，川续断12g，桑寄生15g，大枣4枚。6剂。

二诊：1976年2月26日。服上药6剂，诸羔均减轻，劳则午后少腹隐痛，腰酸，胃纳正常，空腹仍欲泛恶；舌苔白腻，舌尖有瘀点，脉左软微数，右细软微数。病由脾胃不健，肝肾又虚。治以健脾胃，补肝肾。

【处方】党参12g，白术9g，茯苓12g，山药12g，玉竹12g，橘皮6g，木香6g，川续断12g，桑寄生15g，狗脊12g。6剂。

三诊：1976年3月11日。妊娠3个月，服上药后，少腹痛止，有时腰酸，咽干，鼻干如塞，胃纳，二便如常；舌苔薄白腻，舌尖有瘀点，脉左软滑。病由肺气弱，肾阴虚。治以补气养阴，以固胎元。

【处方】党参12g，白术9g，山药12g，麦冬9g，橘皮6g，川续断12g，桑寄生15g，玉竹12g。6剂。

◆ 解析

胎漏指妇女妊娠后阴道出血，时出时止或淋漓不断，通常无明显腰腹症状；胎动不安指除了少量出血外，尚有腰酸、腹痛、小腹下坠。胎漏、胎动不安病名虽不同，但临床表现难以截然分开。此案拟定数脏兼调之治法，其方药配伍精当，所以疗效显著。

【引自】中国中医研究院西苑医院. 钱伯煊妇科医案. 北京：人民卫生出版社，2006.

◆ 读案心悟

罗元恺医案

黄某，32岁。初诊：1978年10月8日。患者停经2月余，月经过期20余天时，曾做尿妊娠试验为阳性。现阴道有少量出血已5天，色鲜红，腹隐痛及下坠感，腰微酸。1年前曾自然流产2次，也是早孕2月余，未有小孩。患者形体稍瘦，常有头晕、腰酸，本次妊娠后有轻度早孕反应，且感疲倦，近日没有注意适当休息，数日前出现阴道出血。舌色稍淡，但尖边较红，脉细滑，略弦。

【辨证】胎动不安。

【治法】滋肾健脾，益气安胎，佐以养肝清热止血。

【处方】菟丝子25g，川续断15g，桑寄生15g，阿胶（烊化）12g，墨旱莲15g，女贞子15g，白芍10g，生甘草5g，荆芥炭6g。4剂。每日1剂，留渣再煎，并嘱卧床休息。

服药3剂后，阴道出血和腹痛已逐渐停止，但仍有腰酸和大便干结，后按上方去荆芥炭、白芍，改用桑葚15g，肉苁蓉15g，4剂。药后诸症已基本消失，舌、脉亦正常，后按二诊方去墨旱莲，改用怀山药15g，继服6剂，嗣后每周服药3剂，以资巩固。至妊娠5个月后停药，后足月顺产一男婴。

◆ 解析

患者停经50余天时，曾做尿妊娠试验为阳性。现停经2月余，没有注意适当休息，出现阴道有少量出血已5天，色鲜红，腹隐痛及下坠感，腰微酸；舌色稍淡，但尖边较红，脉细滑，略弦。1年前，均是早孕2个多月而自然流产，共2次。患者形体稍瘦，常有头晕、腰酸，为肾阴不足兼有肝经虚热之证。治宜滋肾阴、补肾气，佐以养肝清热止血。案中选用寿

◆ 读案心悟

第三章　胎动不安

胎丸与二至丸加减。寿胎丸为固肾安胎之良剂；女贞子、墨旱莲养肝肾之阴，清热止血；白芍、生甘草柔肝养血敛阴，荆芥炭收敛止血。其方治颇为合拍，疗效明显。二诊时仍有腰酸和大便干结，上方去荆芥炭、白芍，以去其收敛之用，改用桑葚、肉苁蓉以益肾养阴，润肠通便。药后诸症已基本消失，二诊方去墨旱莲，改用怀山药，增加健脾益气之力，嗣后每周服药3剂，以资巩固，直至妊娠5个月后停药，后足月顺产一男婴。

【引自】广州中医学院妇产科教研室. 罗元恺医著选. 广州：广东科技出版社，1980.

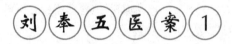

刘奉五医案①

李某，30岁。初诊：1972年1月22日。主诉：妊娠48天，近3天腰腹痛，阴道出血。阴道有血性分泌物，妊娠试验阳性。舌质红，脉细滑。西医诊断：先兆流产。

【辨证】脾虚血热。

【治法】健脾清热，凉血安胎。

【处方】生地黄24g，石莲子24g，黄芩9g，马尾连9g，椿白皮9g，侧柏炭9g，阿胶块（烊化）15g。

二诊：1972年1月26日。服上方3剂后，阴道血性分泌物已止，腰腹痛缓解，继服上方3剂巩固疗效。

◆ 解析

先兆流产，属中医学"胎漏""胎动不安"范畴。临床常可见身热，喜冷饮，食少，

◆ 读案心悟

尿黄便干，小腹坠胀痛，腰酸痛，阴道出血色鲜红；舌质红，脉弦滑稍数。方用经验方清热安胎饮。若出血量多者，加贯众炭、棕榈炭、生地黄、墨旱莲。本案所处方剂即清热安胎饮加减。方中黄连、黄芩清热泻火，止血安胎，其中，黄芩是历代医家喜用的清热安胎圣药；椿白皮、侧柏炭、生地黄清热凉血，收涩止血，以加强黄芩止血安胎之效；阿胶养血止血安胎；石莲子健脾益肾安胎。诸药合用，以清热凉血，收涩止血为主，兼能健脾益肾，故对热邪内扰、胎元不固之胎漏胎动，服之颇宜。

【引自】北京中医医院北京市中医学校.刘奉五妇科经验.北京：人民卫生出版社，2006.

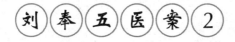

刘奉五医案 ②

艾某，32岁。初诊：1975年8月29日。主诉：闭经82天，近3天来阴道少量出血。现病史：患者1970年婚后曾流产4次，每次皆因劳累过度诱发，时间均在闭经3个月以内。末次流产为1975年6月9日。以后月经未至，闭经40天后出现恶心、呕吐，尿妊娠试验阳性。7月26日阴道有少量出血，即开始每日肌内注射黄体酮，迄今未停。8月26日因早孕2月余，过去有习惯性流产史，住院保胎。入院后，除原有治疗外，并加用绒促性素500U肌内注射，口服维生素及镇静药等。但患者仍有腰酸、腹部下坠、头晕、出汗、阴道少量出血等症；食纳少，二便自调；舌质淡红，脉沉细稍数。西医诊断：先兆流产，习惯性流产。

【辨证】气血两亏，脾肾不足。

【治法】补气养血，健脾益气。

【处方】炒山药15g，莲子肉9g，菟丝子9g，川续断9g，桑寄生15g，当归6g，白术9g，阿胶块（烊化）15g。

1975年9月5日，服上方5剂后，腰酸及下腹坠感减轻，尿频。药用：上方去白术、当归，加杜仲9g，桑寄生12g，继服。

1975年9月9日，服上方3剂后，小便次数减少，腰酸减轻，仍稍有下腹坠感。药用：上方黄芪加至24g。

1975年9月12日，服上方3剂后，症状基本消失，活动后稍有腹坠感。

1975年9月15日，服上方3剂后，腹坠感已消失，近2天感冒，身倦，流涕，腰酸。

【处方】荆芥穗6g，薄荷3g，山药15g，莲子肉9g，桑寄生15g，阿胶块（烊化）15g。

1975年9月26日，服上方3剂后，感冒已愈。药用：上方去荆芥穗、薄荷，加白术9g，菟丝子9g，继服。

1975年10月3日，患者准备出院，由于洗澡及上下楼梯，活动量增加，于10月4日又感腹痛、腰酸并偶有宫缩，舌淡红，脉右弦、左沉滑。

【处方】山药24g，石莲子24g，白芍9g，黄芩9g，椿皮9g，阿胶块（烊化）15g。

1975年10月7日，服上方2剂后，腹痛消失，腰痛减轻，仍有腹部下坠感，纳呆，继服上方。

1975年10月9日，服上方2剂后，宫缩消失，仍有腰痛、纳呆。

【处方】山药15g，石莲子12g，菟丝子9g，杜仲9g，阿胶块（烊化）15g，桑寄生12g，川续断9g。

目前宫底已平脐，胎心于右下腹可听到（胎心率144次/分），妊娠已达5个月。后随访自然分娩。

◆ 解析

刘老认为胎漏胎动若脾肾两虚、胎系不固者，临床常见食纳少，腰酸痛，小腹坠胀，阴道断续出血，色淡红；舌质淡，苔白，脉滑无力或沉弱。治以健脾益肾，养血安胎，方用寿胎丸加山药、石莲子。出血量多时加椿皮、

◆ 读案心悟

棕榈炭；气虚明显者加党参、黄芪；小腹下坠者加升麻炭。方中桑寄生、菟丝子、川续断、杜仲滋补肝肾而安胎；山药、石莲子、白术健脾益肾而安胎；阿胶、当归补血止血安胎；黄芪补气健脾。全方除具有古方泰山磐石散之意外，还加强了固肾的力量。药后腰腹痛解，阴道出血已止。在治疗过程中，曾患感冒，此属虚人外感，故在原方扶正的基础上，稍加荆芥穗、薄荷疏解外邪，扶正与祛邪并用。

【引自】北京中医医院北京市中医学校. 刘奉五妇科经验. 北京：人民卫生出版社，2006.

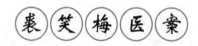

裘 笑 梅 医 案

赵某，35岁。早孕2个月，腰酸较甚，头晕，夜寐不安，口干便秘；舌质红绛，脉细滑带弦。既往曾3次自然流产。

【辨证】阴虚内热。

【治法】养阴清热安胎。

【处方】生地黄20g，白芍9g，怀山药12g，黄芩炭6g，黄檗2.4g，甘草2.4g，桑寄生9g，炙麦冬9g，川石斛9g，紫珠草15g，冬桑叶30g。

服3个月停药，随诊观察，足月分娩。

◆解析

裘老经验：孕妇若舌现红绛，多为阴虚内热之象，易胎漏下血，甚则流产。本病例既往有习惯性流产史。裘老认为，对阴虚内热型的治疗，宜效法傅青主"清海九"，于滋阴清热

◆读案心悟

第三章 胎动不安

药中，重用冬桑叶，临证屡用屡效。对先兆流产和习惯性流产的治法，当以去病为主。去其病，亦即顾其本。《黄帝内经》云"治病必求其本"，即属斯意。盖胎气不安，其因不一，有属虚、属实，或寒、或热之异。因此临床应遵循"辨证求因，审因论治"的原则，针对不同病因，采取相应的治疗方法。如尚未引起堕胎者，力求保胎；若胎已死腹中，又应促其从速流产，免致意外；如已堕胎者，则按产后处理。

【引自】裘笑梅. 裘笑梅妇科临床经验选. 杭州：浙江科学技术出版社，1982.

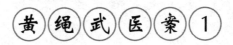

黄绳武医案①

名医小传

黄绳武，中医妇科专家，湖北黄陂人。1935年毕业于湖北国医专科学校，后留校任教。1938年开业行医。历任湖北中医药大学附属医院妇科主任、副院长、教授。擅长中医妇科，善治月经不调、痛经、胎动不安、不孕症及各种虚损疾患。主编有《中国医学百科全书·中医妇科学》，著有《傅青妇女科评注》。

某女，27岁。初诊：1975年6月18日。末次月经1975年4月14日，停经2月余，于6月8日下午突然开始阴道出血，少于月经量，色暗红，伴有腰痛，当时在某医院急诊住院治疗，7天后好转出院。今又因阴道出血，伴恶心、呕吐，来笔者医院门诊，以"先兆流产"收住院。入院时阴道仍有少于月经量的出血，伴腰腹疼痛，恶心，呕吐，不能进食，头晕；舌质红，苔薄黄，脉细滑。

【辨证】阴虚内热，胎元不固。

【治法】养阴清热，止血安胎。

【处方】南沙参、北沙参各15g，山药15g，竹茹12g，玉竹12g，黄芩9g，白芍12g，生地黄24g，桑寄生12g，甘草3g，黄连2g，紫苏叶6g。

二诊：1975年7月2日。服上方3剂，阴道出血停止，继守上方。10余天未再出血，呕吐亦止，能进食但有恶心感，胃痛，腰酸，有时腹痛；舌苔黄，有一片剥苔，脉滑数。继服上方加广木香4.5g。

三诊：1975年7月20日。一直服上方加减20余剂，阴道一直未再出血，腰腹已无疼痛，恶心感消失，一般情况好，出院。

◆ 解析

《景岳全书·安胎总论》曰："盖胎气不安，必有所因，或虚或实，或寒或热，皆为胎气之病，去其所病，便是安胎之法。"本案脉象提示系阴虚内热而致，其治疗当养阴清热为主，阴生热去，胎自安矣。方中沙参、玉竹、生地黄、白芍养阴；黄芩、黄连清热，黄连配紫苏叶、竹茹又为清热和胃止呕之常用药物；山药益脾气，养脾阴；桑寄生补肝益肾，养血安胎。

【引自】梅乾茵. 黄绳武妇科经验集. 北京：人民卫生出版社，2004.

◆ 读案心悟

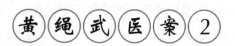
黄 绳 武 医 案 ②

刘某，26岁。初诊：1975年6月20日。停经2月余，时感腰骶、下腹坠痛，近来坠痛加重，如有物掉出来之状，不可久站。白带多，并伴有恶心、呕吐，纳呆，口淡乏味；苔白，脉细滑、两尺弱。1974年4月曾流产1次，流产前亦有类似症状。妇科检查：外阴、阴道正常；宫颈光滑；子宫后位，鸭蛋大，质软；附件正常。

【辨证】脾肾亏虚，胎元不固。

【治法】健脾和胃，固肾安胎。

【处方】党参10g，黄芩10g，白术10g，甘草3g，砂仁4.5g，续断12g，桑寄生12g，白芍12g，竹茹12g，枸杞子12g，菟丝子12g。

二诊：1975年7月9日。服上方10余剂，患者腰腹坠痛感消失，食欲增加，已妊娠3个月，出院。

◆ 解析

肾藏精为先天之本，脾生化气血为后天之源。肾精足则胎元固，脾气旺则胎有所载。古人说：胎孕的形成在于先天之肾气，而胎儿的长养在于母体后天之脾胃所化生的气血，可见脾肾在胎儿形成和生长过程的重要地位。现患者恶心、呕吐，口淡乏味，纳呆，带下。《景岳全书》曰："妇人肾以系胞，而腰为肾之府，故胎妊之妇，最虑腰酸，痛甚则坠，不可不防。"此乃胎动不安、冲任不固、胎胞之本动摇欲坠而致，况患者曾流产1次，急宜健脾益肾，以防其未然。方中党参、白术、甘草健脾益气以载胎元，其中，白术能维系带脉而安胎；续断、桑寄生、枸杞子、菟丝子益肾壮腰以固胞胎；黄芩清热；砂仁、竹茹理气止呕，且为安胎要药；用白芍一味养血柔肝。全方肝、脾、肾三脏并调，补脾固肾而不壅，理气和胃而不伤。

【引自】梅乾茵.黄绳武妇科经验集.北京：人民卫生出版社，2004.

◆ 读案心悟

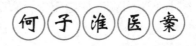

何子淮医案

王某，32岁，已婚。曾先后流产3次（均在9个月内），现妊娠已70天，妊娠试验阳性。3天前腰酸痛下坠感，伴食欲缺乏，精神不振，面色憔悴。1天前开始有宫缩痛，晨起阴道少量出血，精神紧张。患者多次流产，气血耗损，胎元难固，渗红腰坠，有流产之势。脉滑而无力，舌胖嫩有齿痕、质淡。

【辨证】气血衰微，胎元难固。

【治法】补益气血，安胎。

【处方】人参（另调）6g，炙黄芪24g，阿胶珠、当归炭、焦白术、炒白芍各9g，怀山药、生地黄炭、熟地黄炭、桑寄生各12g，黄芩炭4.5g，砂仁2g，大枣15g，炙甘草3g，箬壳蒂5只，苎麻根24g。南瓜蒂2只，煮汁代水煎上药。糯米粥辅助饮食。

服药2剂后，漏血全止，腰酸坠亦缓。人参改用党参24g，原方连服20剂。经妇科检查，子宫大小与妊娠期相符。经随访，分娩延期20天，母子均健。

◆ 解析

本案医者处以泰山磐石饮化裁，认为泰山磐石饮为安胎名剂，配方较为全面，但方中当归、川芎为血中阳药，有漏胎或滑胎史者，更应慎用，川芎宜避用，当归用当归炭，茯苓性渗亦要慎用。该处方中采用了民间单方"一根二蒂"，此方用于安胎较为满意。本案用人参，意在大补元气，拯危救急。

何老经验：气血衰弱，脾胃不健，饮食不香或孕后数堕者，中药调治疗效虽较满意，但对不同的病例又要细审体质的实或虚、病机之寒与热、药物配伍用量的多少等。朱震亨认为白术、黄芩是安胎要药，然黄芩配白术安胎止血，适用于偏热者；白术虽为健脾胃安胎要药，但性燥气闭，对肝郁气滞及胎热过盛、津

◆ 读案心悟

液不足者不宜；配黄芩能相辅相成，故偏热者黄芩重于白术，偏寒者白术重于黄芩。此外，习惯性流产在使用大剂滋补药物时，若中气不调，食少无味，须注意先理脾胃。

【引自】何子淮.何子淮女科经验集.杭州：浙江科学技术出版社，1982.

第四章　习惯性流产

　　自然流产连续3次以上者，便称为习惯性流产。习惯性流产的发病机制十分复杂，主要原因有性染色体异常、内分泌异常、解剖异常、生殖道感染、免疫因素等，还有约40%的习惯性流产原因不明。其治疗应在流产发生之前加以干预。

　　习惯性流产属中医学"堕胎""小产"范畴。堕胎、小产发生之前，常有阴道出血，中医学谓之"胎漏"。胎漏的出现，常提示孕妇有流产的可能，或者会伴有胎动不安，应及时予以治疗，才可能阻止流产。中医学认为，肾为先天之本，藏精血，为生殖之根；脾为后天之本，主健运，而为气血生化之源。由于内外因素导致了人体气血虚弱，肾气不固，内热伤胎，以致习惯性流产，其治疗应以未孕前的预防性治疗和妊娠后的保胎辨证论治相结合，多从补虚论治，尤以补肾为核心。

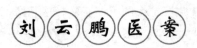

邵某，女，27岁，已婚。入院日期：1989年9月18日。主诉：妊娠53天，阴道少量出血，伴腰痛7天。现病史：患者平时腰酸、恶寒、乏力，月经周期不规则，每推迟来潮，结婚年余未孕。曾在本院服养血温肾中药。末次月经1989年7月27日，现停经53天，伴乳胀、胸闷、腰酸、精神疲惫等症。9月13日查尿HCG（＋），9月16日无明显诱因阴道少量出血，伴腰腹隐痛，恐流产，要求保胎治疗，门诊以"胎动不安"收住院。诊时舌质淡红，苔薄白，脉软滑。中医诊断：胎动不安；西医诊断：先兆流产。

【辨证】血虚肾虚，冲任不固。

【治法】养血补肾，固冲安胎。

【处方】胶艾汤加减。阿胶12g，艾叶炭9g，熟地黄18g，桑寄生15g，白芍30g，炙甘草15g，菟丝子15g，当归9g，续断12g，补骨脂15g，仙鹤草15g，陈皮9g。

服药3剂后，阴道无出血，小腹隐痛及腰酸痛均较前减轻，但精神仍差，恶寒，双下肢乏力，口淡，二便尚好；舌质淡红，苔灰薄黄，脉沉滑。刘老查房指示，在上方基础上加党参15g，白术9g，黄芩9g，以加强益气载胎之力。

服药20剂后，腰腹疼痛消失，阴道无出血，精神转佳，B超探查示胎儿存活。痊愈出院。

◆解析

此患者平素即有血虚肾虚之证，故有经来延迟，伴腰酸恶寒之症，服中药养血温肾，肾精得充，方始受孕，但孕后又由于肾虚而出现胎动不安。方用胶艾汤加入补骨脂补肾强腰，

◆读案心悟

仙鹤草补肾止血，陈皮以理气，服后阴道出血止，腰腹痛减轻，但虚证并未完全消除，再加入党参、白术以益气，少加黄芩以清热调理。20剂后，病得痊愈。

【引自】黄缨.刘云鹏妇科医案医话.北京：人民卫生出版社，2010.

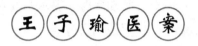

关某，女，25岁，已婚。初诊：1981年2月10日。患者平素月经正常，末次月经1980年10月2日，4天干净，至今4个月月经未潮。妇科检查，诊为"妊娠"。5天前阴道开始出血，量较多，色淡红，未见血块，腰腹疼痛有下坠感。现阴道出血未止，腰腹痛，小腹及外阴部有下坠感，伴恶心欲呕；脉弦滑（脉搏86次/分），舌红略暗，舌苔灰，舌边有齿印。

【辨证】血虚冲任不固，清阳下陷，胎动不安。

【治法】养血固冲，举陷安胎。

【处方】胶艾汤加味。当归6g，川芎6g，熟地黄炭9g，白芍18g，甘草6g，棕榈炭9g，艾叶炭9g，续断9g，桑寄生15g，菟丝子9g，升麻6g，柴胡6g，阿胶（兑服）12g。1剂。

二诊：1981年2月14日。患者服药后阴道出血较前减少，腰腹疼痛减轻，腹坠亦减；脉弦滑，舌红略暗，舌苔灰，舌边有齿印。继续养血固冲，举陷安胎，胶艾汤加味，即守前方共3剂。

三诊：1981年2月17日。患者服药后阴道出血已止2天，腰腹有时略感疼

名医小传

王子瑜，北京中医药大学东直门医院主任医师、教授，中国中医药学会妇科委员会常务理事。擅长治疗妇女更年期综合征、痛经病、子宫内膜异位症、不孕症等妇科疑难病症。他出身于中医世家，从事中医妇科临床60余年，其自行研制的异位痛经丸（乌丹丸），对于治疗子宫内膜异位症有很好的疗效，被列为全国重点科研项目之一。

痛，小腹及外阴部已不感下坠，只略有腹胀；脉弦滑，舌质暗红，舌苔薄。证属冲任渐固，清阳得升。治宜继续养血固冲安胎，佐以和胃。

【处方】胶艾汤加味。当归6g，川芎6g，熟地黄炭9g，桑寄生15g，阿胶（兑服）9g，甘草6g，白芍18g，续断9g，艾叶炭9g，菟丝子9g，棕榈炭9g，陈皮9g。共2剂。

四诊：1981年2月19日。患者现略感腰及小腹胀痛，纳食尚可，大便稀溏；脉弦滑，舌淡红，舌苔薄，舌边有齿痕。现已妊娠4月余，宫底脐下二指可触及。超声波检查可见胎心、胎动反射。提示：妊娠子宫（胎儿存活）。治宜健脾补肾安胎，巩固疗效，安胎补肾汤加味。

【处方】炒白扁豆9g，党参30g，白术30g，甘草3g，山茱萸15g，山药15g，枳壳9g，枸杞子9g，续断9g，桑寄生15g，陈皮9g，熟地黄30g，杜仲15g，白芍30g。带药5剂出院。

◆解析

妊娠以后胞胎需气血以载养。气血足则冲任固，胎元得养，孕育正常；若气虚血少，胞胎失养，则胎动不安而下血。本例患者妊娠4个月，阴道下血，是血虚气陷，胎元不固所致。血虚胞脉失养则腰痛；气虚清阳下陷则小腹坠胀；胎元不固，载养无能，则胎动不安而下血。选用胶艾汤加味。方中阿胶、艾叶、四物（当归、川芎、白芍、熟地黄）、棕榈炭养血止血固冲；甘草补脾益气；升麻、柴胡升举下陷之清阳；续断、桑寄生、菟丝子补肾以安胎。全方以养血为主，辅以益气升阳。

仅服药1剂，腰腹痛坠即减轻，阴道出血减少。按上法再进3剂，阴道出血停止，小腹已不感下坠，但仍感腰略痛，小腹有时作胀。三诊时乃于上方中去升麻、柴胡继续养血固冲

◆读案心悟

安胎，少佐陈皮以行气和胃。四诊时超声波探
查胎儿存活，但感腰及小腹略痛，大便稀溏，
此是脾肾虚弱之征象。改用安胎补肾汤，双补
脾肾以善其后。

【引自】杨建宇，李剑颖，张凯，等.国医大师治疗妇科病经典医案.郑
州：中原农民出版社，2013.

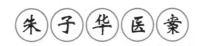

朱子华医案

曾某，女，29岁，已婚。初诊：1973年9月28日。患者自述婚后妊娠4
次，均在45天左右流产，妊娠期间曾多方治疗，均未获效。末次月经1973年
8月2日。现停经56天，查尿HCG（＋），前来我处就诊，要求保胎。诊时少
腹两侧呈前掣性疼痛，腰痛。大便数日一行，但不干结；胸闷阻，舌红，苔
黄，脉滑。

【辨证】脾肾两虚，胞脉失养。

【治法】脾肾双补，清热和营止痛。

【处方】固胎汤加味。党参15g，白术30g，白扁豆12g，山药30g，炙甘
草6g，熟地黄30g，山茱萸9g，杜仲12g，枸杞子12g，枳实6g，白芍24g，黄
芩9g。4剂。

二诊：1973年10月5日。患者服药后腹痛减轻。现仍感腰痛，伴呕吐，就
诊以来大便一直未解；舌红苔淡黄，脉滑。继续双补脾肾，清热和营止痛。
守前方，枳实改为4g，连服20剂。

三诊：1973年11月5日。患者已妊娠3月余，服前方后，上述症状消失。
近几天来，又出现阵发性下腹坠痛，有时腰痛。恶心呕吐，但饮食逐渐增
加；舌红，苔薄，脉滑。证属脾肾两虚，升降失司。治宜双补脾肾，升清降
浊。方用固胎汤加减。

【处方】党参30g，白术30g，白扁豆9g，山药15g，甘草3g，熟地黄
30g，白芍24g，山茱萸9g，杜仲12g，枸杞子12g，黄芩9g，竹茹9g，升麻
6g，柴胡6g。3剂。

后按本方出入进退继续服药14剂。

四诊：1974年2月21日。孕妇已妊娠6月余。近2天腰腹胀痛较剧，甚至影响睡眠，舌红，苔淡黄，脉弦滑。守初诊方3剂。

五诊：1974年3月22日。患者孕近8个月，服上方后，腹痛较前减轻，有时腰痛，检查有明显宫缩。仍守上方加减。

【处方】党参30g，白术30g，白扁豆9g，山药15g，甘草3g，熟地黄30g，白芍30g，枸杞子12g，杜仲12g，山茱萸9g。4剂。

患者服上方后诸症消失，于1974年5月26日分娩，因胎儿过大，宫缩乏力，剖宫产诞下一男婴，体重4kg。

◆ 解析

胎元系于脾肾。脾肾功能正常，胎元固，胎自不坠；若脾虚肾亏，胎失所固，孕后多致堕胎。患者连续流产4次，是脾肾双亏无疑。脾虚胞脉失养则小腹隐痛；腰为肾之外府，肾虚则腰痛；小腹掣痛作胀，又是气血失调之故。治宜脾肾双补，佐以调和气血。前后十余诊均以固胎汤加减为主方，见小腹掣痛作胀加枳实、白芍以调气活血止痛。患者孕3个月时又出现少腹坠痛，乃脾虚气陷、带脉失约之征象，故在固胎汤中加入升麻、柴胡以升举阳气；呕吐较甚加竹茹、黄芩以清热止呕。用方3剂，腹坠痛减轻，继服固胎汤加味以益脾补肾、养精血之源。

一般认为，白术、黄芩是安胎的要药，但必须分清寒热虚实选用之。属脾虚者，白术必不可少，补虚以安胎；有热者，黄芩在所必用，清热以安胎。本例患者为习惯性流产，脾虚肾亏是致病的主要原因。故以白术、熟地黄

◆ 读案心悟

为君，重用至30g以补先后二天，用党参、白术、白扁豆、山药、甘草健脾益气补血后天；山茱萸、熟地黄、杜仲、枸杞子滋肾益精养先天。后出现兼症，对症加减终获全效。

【引自】杨建宇，李剑颖，张凯，等.国医大师治疗妇科病经典医案.郑州：中原农民出版社，2013.

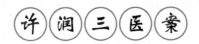

文某，女，30岁，已婚。初诊：1996年7月21日。患者结婚5年，连续自然流产3胎（末次流产时间为1995年6月），就诊时未孕，感轻度腰痛。经前乳胀，小腹略胀，舌红，苔少，有齿痕，脉洪略滑（脉搏76次/分），口干较重。末次月经7月8日，7月16日净。开始2天阴道有咖啡色分泌物，随后方正式行经，量多，有血块。中医诊断：滑胎。

【辨证】脾肾两虚，胎元失固。

【治法】双补脾肾，润燥益精。

【处方】固胎汤加减。太子参30g，生地黄9g，白芍12g，川芎9g，菟丝子20g，当归9g，甘草6g，山药20g，白扁豆15g，熟地黄9g，天冬9g，石斛12g，山茱萸12g，枸杞子20g，麦冬9g，白术9g。5剂。

二诊：1996年8月1日。服上方后无不适，现正值经前，乳未胀，腰腹不痛，有黄色分泌物；舌红，苔黄，薄润，边有齿痕，脉弦（脉搏72次/分）。继守上方去二冬、石斛，加郁金12g，香附9g，党参10g，赤芍12g。5剂。

三诊：1996年8月4日。患者昨日月经来潮，量少，乳胀，小腹略胀；舌红，苔黄，脉弦略滑（脉搏83次/分）。

【处方】益母生化汤加味。炒栀子9g，当归24g，桃仁9g，甘草6g，生地黄9g，郁金9g，赤芍15g，姜炭3g，益母草15g，香附10g，牡丹皮9g，川芎9g，白芍15g，党参15g。3剂。

四诊：1996年8月15日。此次月经8月4日来潮。前4天量少，咖啡色，时有时无。8月8日开始量多，色暗红，有血块。8月12日净。现小腹及腰不痛，口干止；舌淡红，苔黄，脉数（脉搏84次/分）。继用固胎汤。

【处方】党参30g，白术30g，白扁豆15g，山药20g，甘草9g，枸杞子20g，杜仲12g，续断12g，桑寄生15g，熟地黄30g，白芍9g，山茱萸12g，菟丝子30g。12剂。

五诊：1996年8月29日。现无不适，舌红，苔黄厚，脉弦（脉搏70次/分）。

【处方】桃红四物汤加白术9g，甘草3g，益母草15g，牡丹皮9g，太子参30g，黄芩9g。3剂。

六诊：1996年9月10日。9月5日月经来潮，血量较前减少，无经前漏血现象，无腰腹痛，现将净；舌淡红，少苔，脉弦软（脉搏78次/分）。守8月15日方去白芍。6剂。

七诊：1996年10月27日。诉近来脱发，无腰腹痛，末次月经10月3日至10月10日；舌红，苔黄，脉滑数（脉搏90次/分）。守8月15日方加柴胡、当归、黑芝麻。5剂。

八诊：1996年12月22日。末次月经12月1日，6天净，量较多，血块多，经前乳胀，舌、脉同前。继守8月15日方加柴胡、当归。4剂。

九诊：1997年3月6日。末次月经2月1日至2月8日。今未潮，腰不痛，小腹有时不适；舌红，苔少，脉弦略滑，左寸脉略大。

【处方】固胎汤加味。菟丝子30g，党参30g，白术30g，黄芪20g，桑寄生15g，白扁豆15g，杜仲12g，山茱萸12g，枸杞子20g，续断12g，山药30g，熟地黄30g，阿胶9g（兑服），甘草9g。3剂。

十诊：1997年3月17日。患者近2天阴道少量出血，小腹隐痛，于3月14日查尿HCG（＋）；舌尖红，樱红色，脉弦缓滑（脉搏68次/分）。守上方加龙骨、牡蛎各30g，赤石脂30g，鹿角胶9g，白芍20g。3剂。

十一诊：1997年3月21日。服上方后血未止，量少，咖啡色，有恶心感；舌红，苔黄，脉弦滑（脉搏72次/分）。守上方去鹿角胶，加墨旱莲15g。3剂。

十二诊：1997年5月15日。诉服上方后血即止。于4月2日B超：早孕（未见胎心搏动）。4月10日第二次B超示子宫切面形态大致正常，纵径8.7cm，前后径6.0cm；宫腔内有一妊娠囊回声，妊娠囊大小约3.6cm×1.9cm；未见胎心搏动；提示早期胚胎停止发育。此时已妊娠70天，随即于4月14日前往医院准备行清宫术。术前医师再次行B超检查发现胎心搏动，报告为：子宫切面形态失常，体积增大，横径7.5cm，前后径5.4cm，纵径9.3cm；内有一妊娠囊回声，大小为3.8cm×3.6cm，其内可见胎芽回声及胎心搏动。后继续服用固胎汤至5月12日复诊，此时已孕103天，有早孕反应。食欲好，精神愉快，未再服药。至1997年12月16日，患者家属来告，称于11月11日在医院平安娩一女婴，3.9kg，哭声洪亮。

◆ 解析

患者自然流产3胎，属"滑胎"范畴。未孕时给予补益脾肾之剂，方用固胎汤加减，调补先后两天，因患者口干、少苔，考虑有阴虚之象，故在固胎汤中加石斛、天冬、麦冬等润燥益精之品。但病情复杂，服药时间较长，因伴有经前乳胀、腹胀，为兼有肝郁之象，故在经前加用柴胡、香附、郁金等，以调理肝气。在月经期，改用活血化瘀法，方用益母生化汤或桃红四物汤使瘀血去新血生。既孕之后，又出现流产先兆，急用固胎汤加重补药，如党参、白术、山药、熟地黄均用至30g；更加入阿胶、鹿角胶养血止血；龙骨、牡蛎、赤石脂固涩止血，并加入黄芪增加益气之力。3剂后血未止，但量减少，为咖啡色。考虑兼有阴虚血热，故去鹿角胶，加入墨旱莲15g，以凉血止血，服后血止。此时患者孕2个月，无腰腹痛，无阴道出血，有轻度早孕反应，脉象偏滑，临床症状及体征明显向好的方面转化，但连续2次B超均示无胎心搏动，且孕囊明显小于孕周，医师均诊断为过期流产，建议立即行人工流产术。所幸4天后行手术前，医师为慎重起见，再一次行B超检查，发现胎芽回声及胎心轻微搏动。幸此胎得以保全，终获一健康婴儿。

◆ 读案心悟

【引自】王启成.许润三老师运用安胎固元法治疗习惯性流产临床3例.江苏中医,2001,12(8):95.

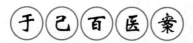

于己百医案

名医小传

于己百,山东省烟台市牟平区人。其父于有五先生为华北国医学院第一届毕业生。18岁时随父学习中医,并为人治病。他重视对《伤寒论》的研究,著有《伤寒论讲义》《施今墨先生医案选》等。他先后编写有《新编中医入门》《中医基础理论》《中医内科学讲义》等著作和教材,发表了论文数十篇。

郭某,女,31岁。初诊:2009年2月7日。停经47天,阴道咖啡色分泌物3天。末次月经2008年12月20日(月经周期37天)。今晨测尿HCG(＋),近3天用纸擦拭外阴可见咖啡色分泌物。既往月经6天/37天,量中,色可,余正常。3～4年前曾行药物流产、人工流产各1次。2009年2月4日B超:未见胚芽及胎心搏动。纳、眠可,二便调;舌红,苔白,脉右细左略弦。本案患者既往月经规律,停经47天,阴道排出咖啡色分泌物3天。查尿HCG(＋),诊断为早孕,先兆流产。

【辨证】脾肾气虚,胎元失固。

【治法】益肾健脾,固冲安胎。

【处方】西洋参6g,白术15g,黄芩炭4.5g,苎麻根15g,阿胶珠12g,莲房炭18g,山茱萸16g,川续断18g,甘草6g,杜仲18g,黄芪20g。4剂,水煎服,日1剂。

二诊:2009年2月14日。服药平妥,末次月经2008年12月20日,昨日咖啡色分泌物已净。纳、眠可,饱食后胃部有不适感,二便调;舌质红,苔白,脉细稍滑。服上方4剂后出血已止,现食后胃部不适,余无明显不适。仍用益气安胎之法,上方莲房炭加至20g,黄芩炭加至6g,川续断、杜仲各加至20g,再加菟丝子18g。4剂,水煎服,日1剂。本方较上方药量增加,又加菟丝子一味,固冲安胎止血之力大增,继续巩固疗效。

三诊:2009年2月18日。末次月经2008年12月20日,现停经60天,无明显不适。纳、眠可，二便调；舌淡红，苔薄白，脉细滑。B超示探及胎心搏动。治疗上仍以滋肾凉血，固冲安胎为主。6剂，水煎服，日1剂。

四诊：2009年2月28日。末次月经2008年12月20日，现停经70天。近几天晨起感恶心，纳、眠可，二便调；舌淡红，苔薄白，脉细滑。晨起恶心为胃气上逆所致，加砂仁6g以健脾和胃降逆气；阴道出血已止，去莲房炭、苎麻根。6剂，水煎服，日1剂。嘱无不适可逐渐减量停药。

◆ 解析

◆ 读案心悟

先兆流产，无痛而出血，名曰"胎漏下血"；腰痛而后出血，名曰"胎动不安"。《景岳全书·妇人规》云："凡胎热者，血易动，血动者，胎不安。"

本案为胎漏下血之病。肾系胎，脾主载胎，凡胎元不安，必责之于脾肾。肾气虚则胎元失固，肾精亏则胎元失养；脾气虚则胎元失举，脾不生血则胎元失养。自拟方中西洋参、川续断、杜仲益肾气、固胎元；阿胶、山茱萸填肾精、养胎元；参芪术草健脾气、摄胎元；阿胶、山茱萸又兼养血以润胎元。上三组药物重在安胎以治本；黄芩炭、苎麻根二味清热安胎止血；莲房炭升举清阳止血，又标本兼治。血止后去止血药，但要循序渐进，不可骤减。

【引自】姚乃礼，王思成，涂春波. 当代名老中医典型医案集（第2辑）·妇科分册. 北京：人民卫生出版社，2014.

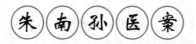

朱南孙医案

刘某，女，31岁。初诊：2009年2月21日。未避孕未再孕1年，月经迟发2

个月。患者近1年性生活正常，未避孕未再孕。2003年底曾孕40天余行人工流产术，2004年8月异位妊娠行经腹胚囊剥离术，2008年初孕70天余胚胎停育行清宫术。2009年2月19日行子宫输卵管通液术示：通而不畅。近6个月基础体温时单相时双相。既往月经（3～4）天/（30～37）天，量、色可，偶伴小腹坠痛，近2个月月经40～45天一行。末次月经2月12日，现通水术后第3天见阴道少量出血。纳、眠可，二便调；舌淡，脉沉细缓。2008年4月查优生四项、生殖抗体五项均为阴性。诊其为：月经后拖，证属气血亏虚。患者流产伤肾，肾虚精血不足，加异位妊娠取胚术更伤元气，气血亏虚，故月经迟发。

【辨证】气血亏虚。

【治法】补肾益气活血。

【处方】黄芪30g，菟丝子30g，熟地黄15g，当归12g，川芎9g，川牛膝15g，鸡血藤20g，泽兰10g，枸杞子18g，炒杜仲18g，桂心4.5g，香附12g，甘草6g。6剂，水煎服，日1剂。嘱忌辛辣，暂避孕。

二诊：2009年2月28日。末次月经2月12日。纳、眠可，二便调；脉右关细缓、左沉。为脾虚气血不足之象，现为月经周期第17天，故应加大健脾益气活血之功，故同上方加白术10g，红花6g。8剂，水煎服，日1剂。

三诊：2009年3月7日。末次月经2月12日，现月经周期第25天。纳、眠可，二便调。桂心性辛热，不宜久用，故同上方去桂心，为防热郁结化火，加清透散结之连翘15g。8剂，水煎服，日1剂。

四诊：2009年3月14日。末次月经2月12日，现停经31天，前天小腹坠胀，昨日见阴道少量出血1次，色暗，点滴净，近2天有恶心、呕吐，呕吐物为胃内容物。

今晨测尿HCG（-）。纳、眠可，二便调；脉沉。上述诸症不排除妊娠可能，故不宜活血调经，拟方四物汤加味。

【处方】川芎6g，当归9g，白芍10g，熟地黄15g，太子参15g，白术

12g，茯苓10g，甘草6g，炒杜仲18g，香附9g，菟丝子18g，枸杞子18g。4剂，水煎服。日1剂。

此方补肾健脾，养血调血，于月经后拖有益，即使妊娠亦不伤胎。

五诊：2009年3月18日。现停经35天，3月15日查尿HCG为弱阳性，3月16日左下腹隐痛，查黄体酮为19.53ng/mL，血β-HCG为774.20mLU/mL，予黄体酮20mg肌内注射，每日1次。现无阴道出血、腰酸腹痛；纳可，眠浅易醒，二便调；脉沉缓。患者素体肾虚，冲任不固，蓄以养胎之血下行，故阴道少量出血；肾虚、气血亏虚，不能载胎养胎，胞失濡养，故小腹隐痛。治宜补肾健脾，益气安胎。

【处方】熟地黄12g，甘草6g，莲房炭18g，山药30g，山茱萸16g，川续断18g，炒杜仲18g，阿胶珠10g，黄芪15g，太子参12g，白术15g，黄芩炭4.5g。6剂，水煎服，日1剂。

六诊：2009年3月25日。现停经42天，咽干痛，无阴道出血，无腰酸腹痛，无恶心、呕吐；纳可，眠差，偶大便稀，小便调；脉沉缓。加大养阴、健脾之功，同上方去太子参，加西洋参4.5g，麦冬9g，改白术为16g。患者咽干痛，阴虚较重，故改用西洋参，加用清养肺阴之麦冬；白术健脾燥湿，又可安胎，治疗孕期大便稀可为最佳用药。6剂，水煎服，日1剂。

七诊：2009年4月1日。现停经49天，轻微恶心，略乳胀，咽痛，脉稍滑。此时期宜加重补肾固摄安胎之作用，故加芡实30g，川续断、炒杜仲各加为20g。8剂，水煎服，日1剂。

八诊：2009年4月8日。现停经56天，咽痛；恶心，偶有呕吐，纳呆，眠差易醒，二便调；脉缓略滑。患者素体脾胃虚弱，妊娠后冲气上逆，胃失和降，故出现恶心、呕吐、纳呆，治宜健脾和胃，清热安胎，同上方加竹茹9g以清热止呕，加砂仁3g以行气止呕安胎。8剂，水煎服，日1剂。

九诊：2009年4月18日。现停经66天，恶心，偶有呕吐，夜间明显，偶有小腹下坠感。4月12日B超示符合7+⁴周孕周，见胎心搏动。近几天基础体温36.9～37.0℃。纳可，眠浅易醒，二便调；脉细滑缓，舌暗红，苔薄白。气虚系胞无力，故小腹下坠，治宜加大补气安胎之功，加西洋参为9g，黄芪为20g，并加山茱萸18g收敛肝气。15剂，水煎服，日1剂。

十诊：2009年5月16日。现停经94天，恶心、呕吐较前明显减轻，偶有大便稀，日1～2次，喜食生冷，纳一般，眠浅多梦；脉右细缓、左细滑，舌红，干无苔。妊娠3个月，系胎有力，可考虑减药并停药。同上方麦冬减为

3g，黄芩炭减为3g，莲房炭减为10g。8剂，水煎服，隔日1剂。嘱复查B超，若胎位正常可停药。

◆ 解析

妇人以血为本，气为血之帅，血赖气之升降出入而周流，子宫血气满盈，月事应时而下。肾为气血之根。患者流产伤肾，肾虚，精血不足，加之异位妊娠取胚术更伤元气，气血亏虚，致月经后拖；气虚血瘀，胞脉不通，故久不受孕。舌淡脉沉细缓均为气血亏虚之象，方中菟丝子、炒杜仲、熟地黄、枸杞子补肾中阴阳，使气血生化有源；黄芪、当归、鸡血藤、川芎、香附、泽兰养血活血，稍加桂心于补气益血方中可鼓舞气血生长；川牛膝引血下行。诸药合用，可使血海充盛，按时满溢，月事以时下。肾藏精，主生殖，胞络系于肾。

孕期血以养胎。患者素体肾虚，气血亏虚，冲任不固，胎失濡养，发为胎动不安，治宜补肾健脾，益气安胎。熟地黄、山茱萸、川续断、炒杜仲补肝肾、固冲任以安胎；山药、黄芪、太子参、白术健脾益气、固摄胎元；莲房炭、阿胶珠、黄芩炭收涩止血。7个月后患者家属来诉足月顺产，母女平安。

【引自】杨建宇，李剑颖，张凯，等. 国医大师治疗妇科病经典医案. 郑州：中原农民出版社，2013.

◆ 读案心悟

徐志华医案 ①

魏某，女，31岁。初诊：1987年2月11日。停经44天，腰酸腹痛7天。主诉有3次自然流产史（均停经2个半月左右）。平素月经规则，12岁初潮，5～6天/28天，量中等，色鲜红，痛经（－）。末次月经1986年12月28日，期、量如常，停经后有早孕反应，但能正常进食。7天前自觉腹痛、腰酸，未予特殊治疗，近几日缓解。今日门诊查尿HCG（＋），偶有腹痛、腰酸，无阴道出血；口淡无味，二便调；舌质暗红，苔薄白，脉细弱，两尺重按尤甚。诊其为：①胎动不安；②滑胎（习惯性流产）。

【辨证】脾肾亏虚。

【治法】健脾益肾，养血安胎。

【处方】寿胎丸合泰山磐石散加减（自拟方安胎饮加减）。太子参15g，黄芪10g，当归10g，白芍10g，熟地黄10g，杜仲10g，川续断10g，桑寄生10g，菟丝子10g，白术6g，黄芩6g，砂仁（后下）3g。水煎服，每日1剂，连服7剂。

二诊：1987年2月18日。服药后腹痛消失，仍腰酸，无阴道出血及腹坠，睡眠、饮食可，大、小便正常；舌质淡暗，苔薄白，脉细涩弱。拟健脾益肾、养血安胎之剂。

【处方】太子参10g，当归10g，白芍10g，生地黄、熟地黄各10g，菟丝子10g，川续断10g，杜仲10g，桑寄生10g，白术6g，黄芩10g，甘草6g，砂仁（后下）6g。水煎服，每日1剂，连服7剂。

三诊：1987年2月25日。无腹痛、腰酸及阴道出血，舌脉同前。仍予健脾益肾、养血安胎之剂。

【处方】黄芪10g，太子参10g，当归10g，生地黄10g，菟丝子15g，川续断10g，杜仲10g，桑寄生10g，白术10g，黄芩10g，苎麻根10g。水煎服，每日1剂，连服20剂。

四诊：1987年3月18日。停经近3个月，无明显不适。B超示宫内妊娠，见胎心搏动。继予健脾益肾、养血安胎之剂。

【处方】太子参10g，炙黄芪12g，当归10g，生地黄15g，熟地黄15g，生白术10g，黄芩6g，川续断10g，白芍10g，桑寄生10g，菟丝子10g，杜仲10g，炙甘草6g，苎麻根10g。继续服用15剂后停药。

◆解析

本病因病机归纳起来，不外以下几个方面：一是夫妇肾气不盛，胎元禀赋素弱，胎元不固；二是气血不足，胎失所养，胎元不固；三是房事不节，色欲过度，精血暗耗，不能养胎固胎；四是瘀血滞留胞宫，胎不得新血所养；五是跌扑闪挫，误服伤胎之物损伤胎元等。肾虚不能载胎、脾虚气血之源，均能使胎失摄养而致滑胎。至于保胎之法，朱震亨提倡"大补气血"，王纶（号节斋）谓"在养脾胃"。本案患者素体肾虚，而肾主生殖，任主胞胎，胞脉系于肾，肾虚则冲任不固；脾为后天之源，脾虚不能化生水谷精微，则气血俱虚，冲任不足，导致不能养胎载胎，故脾肾亏虚则屡孕屡堕；腰为肾之腑，肾虚则腰酸；冲任不足，胞脉失养则小腹隐痛。面色欠华，舌质暗红，脉细弱、两尺重按尤甚，均为脾肾亏虚之征。方用菟丝子、桑寄生、杜仲壮腰膝，补肾固胎；太子参、白术、黄芪、当归等健脾益气，养血安胎；并用砂仁、当归使气机条畅，升降有度，胎气自安。"预培其损"治疗超过上次流产月份而终止，为治疗滑胎的关键之一。

【引自】李伟莉. 涂志华妇科临证精华. 合肥：安徽科学技术出版社，2014.

◆读案心悟

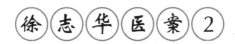

徐志华医案②

付某，女，37岁。初诊：2008年10月14日。阴道出血3天伴腰酸。自述13岁初潮，月经周期为3天/30天，色暗，伴腰酸，末次月经2008年9月17日，1-0-4-0，曾剖宫产1胎夭折，自然流产4胎，均发生在孕40～50天。末次妊娠2008年2月2日，孕40天自然流产加清宫。近3天出现少量阴道出血，色暗红，伴腰酸，自测尿HCG（＋），要求保胎治疗，无明显腹痛，诊其为胎动不安、滑胎（先兆流产、习惯性流产）。患者反复殒堕，反复宫腔操作，损伤肾气，肾虚系胞无力，冲任不固，故见胎动不安，腰酸。肾虚失于温煦，血无阳化，故下血色暗淡、舌暗红及脉细滑、尺弱均属肾虚之象。

【辨证】证属肾虚证。

【治法】补肾健脾，养血安胎。

【处方】方安胎饮加减。党参10g，黄芪10g，当归10g，白芍10g，生地黄10g，白术10g，黄芩10g，菟丝子10g，川续断10g，桑寄生10g，狗脊10g，苎麻根10g，杜仲10g，墨旱莲10g。水煎服，每日1剂，连服20天。

二诊：2008年11月8日。服药后现孕53天，无腹痛，无腰酸，无阴道出血。上方去凉血止血药墨旱莲，水煎服，每日1剂，连服20天。

三诊：2008年12月6日。孕81天，呕吐等早孕反应明显，口苦，呕吐物为酸水和食物。治宜补肾健脾、清肝止呕安胎。方拟徐老验方，反应停。

【处方】紫苏梗10g，藿香10g，制半夏10g，茯苓10g，白术10g，黄芩10g，川黄连3g，苎麻根10g，广木香5g，砂仁（后下）5g，菟丝子10g，川续断10g，桑寄生10g。水煎服，每日1剂，连服20天。

四诊：2009年1月3日。孕109天，无腹痛、无腰酸，无阴道出血，呕吐减轻。B超检查示胎心发育正常。继续补肾健脾、养血安胎治疗。

【处方】党参10g，黄芪10g，当归10g，白芍10g，生地黄10g，白术10g，黄芩10g，菟丝子10g，川续断10g，桑寄生10g，狗脊10g，苎麻根10g，杜仲10g。水煎服，每日1剂，连服20天。如此治疗4次而收功。

◆解析

习惯性流产是流产的特殊情况之一，即自然流产连续发生3次以上者。疾病发生率随着堕胎发生的次数增加而增加。患者停经38天，少量阴道出血3天，尿HCG（＋）；既往曾连续自然流产4次，符合习惯性流产变化。本病相当于中医学"胎动不安""滑胎"范畴。中医学认为，本病的主要病因病机是冲任损伤，胎元不固。先天禀赋不足，或孕后房事不节，损伤肾气，肾虚冲任不固，胎失所系，以致胎元不固而发为胎漏、胎动不安。患者首诊少量阴道出血，色暗淡，腰酸不适；舌质暗淡，苔薄白，脉细滑，辨证当为肾虚证，治宜益肾固冲安胎，方选安胎饮。方中菟丝子、续断、桑寄生、杜仲、苎麻根、墨旱莲益肾固冲、止血安胎；党参、黄芪益气健脾；当归、白芍、生地黄养血生津以养胎；黄芩、白术清胎热、健中州为安胎之圣药。全方益肾、健脾、养血、固冲，冲任健固，胎元自安。二诊出血止，腰酸愈，舌脉同前，故继拟原方易墨旱莲为狗脊，以强腰固冲安胎，并依据兼证而加减治疗。患者习惯性流产，故治疗应超过既往流产的月份，仍为治疗之要点之一。

【引自】李伟莉. 涂志华妇科临证精华. 合肥：安徽科学技术出版社，2014.

◆读案心悟

第五章　产后发热

　　产褥期以发热为主证，或伴有其他症状者，称为"产后发热"。产后一两日内，由于阴血骤虚，阳气外浮，营卫暂时失和之轻微发热，或"蒸乳"之低热，在短时期内均可自行退热，不属病理范围。产褥期发生的内、外科疾病伴发热者，若与产褥生理、病理无密切关系，也不属于产后发热。

　　本病是常见的妇产科急证，历代医家对其发病各有论述，有感染邪毒、外感、瘀血、血虚、劳倦、邪火、伤食等，治法亦各有所异。据临床所见，认为产后发热原因虽多，然而以感受外邪为常见。有肝郁脾虚，邪入少阳者；有湿热内蕴，复感外邪者；有湿热中阻，邪毒直犯阴中，冲任合病者。

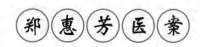

蒋某，女，29岁，已婚。初诊：1977年7月16日。患者自述于7月2日足月顺产一男婴。现恶露已尽，昨晚半夜突然畏寒、发热，测体温38.6℃（腋下），某院肌内注射氨基比林1支，服银翘散加减1剂，体温未退，仍往来寒热，胸胁满闷，恶心欲呕，口苦欲饮，测体温39.5℃（腋下）；舌质淡红，苔黄，脉弦软（脉搏98次/分）。诊断为产后发热。

【辨证】气血两虚，邪入少阳。

【治法】清热养阴，益气活血。

【处方】小柴胡汤加味。柴胡9g，半夏9g，党参15g，甘草6g，黄芩9g，大枣12g，生姜9g，薄荷9g，金银花15g，蒲公英15g。共3剂，水煎，日服1剂。

二诊：1977年7月19日。患者服上方后，体温逐渐下降，恶心已止，胸脘痞闷渐开，但咳嗽无痰，测体温37.3℃（腋下），舌质淡红，苔薄黄，脉弦软（脉搏76次/分）。药已见效，继守前方加杏仁9g，共2剂，水煎，日服1剂。

随访：患者服上方后，体温降至36.6℃，诸症消失，身体康复。

◆解析

患者产后13天，突然畏寒发热，无大、小便异常，无腹痛、乳痛等病症。注射退热药和服"银翘散加减"1剂，热未退，热型为往来寒热，伴有胸胁满闷等证候。因此，诊断为产后发热之邪客少阳证。少阳经脉循胸布胁，邪入少阳，枢机不利，故有胸胁苦满。胆热犯胃，胃失和降，胃气上逆，则恶心欲呕，胆热上犯则口苦欲饮。其邪不只在表，故汗之反而

◆读案心悟

热甚，邪不只在里，徒清下又非所宜。以和解少阳为法，小柴胡汤加减主之。其中，柴胡使少阳半表之邪疏散外达，黄芩使少阳半里之内清热解，一外一内，以便少阳枢机得利；半夏降逆止呕；党参维护正气，扶正祛邪；甘草调和诸药；生姜、大枣调和营卫；加入薄荷疏风，助柴胡疏散外邪。因其热较甚，仅黄芩一味，其力尚嫌不足，故而加金银花、蒲公英以增强清热解毒之功，以防邪热内传。3天后二诊，服药后表解里和，发热渐退，诸症渐除，见咳嗽无痰，此乃邪气达表，肺失宣降使然，加入杏仁以宣降肺气止咳，2剂而愈。

【引自】叶青.郑惠芳妇科临证经验集.北京：人民卫生出版社，2013.

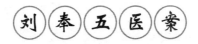
刘 奉 五 医 案

韩某，28岁。初诊：1974年1月9日。主诉：产后第29天，突然高热，已2天。现病史：患者于1973年12月10日第2胎足月顺产，产后一般情况良好，恶露未尽，量少。前天突然发高热（体温38.9℃），伴有恶寒，头痛头晕，流清涕，全身酸痛，不能入睡，心慌气短，纳呆，口干渴，有汗，尿黄，大便调。舌象：舌质淡，苔薄黄。脉象：沉滑数。西医诊断：感冒；中医诊断：恶寒。

【辨证】产后血虚，外感风寒。

【治法】解表散寒，养血清热。

【处方】荆芥穗9g，防风9g，川芎

6g，羌活3g，当归9g，益母草9g，黄芩9g，甘草6g，桔梗3g，杏仁6g，生姜3片，薄荷（后下）3g。

二诊：1974年1月11日。服上药1剂后寒热未解，体温39℃，头痛、流涕已减，微咳，已见出汗，口干渴，大便2天未解。改用清气退热，凉血调中为法。

【处方】生石膏45g，知母9g，黄芩9g，石斛12g，连翘30g，金银花30g，赤芍6g，甘草3g，炒莱菔子9g，炒枳壳9g，鸡内金9g，焦神曲9g，牡丹皮6g，地骨皮9g。

三诊：1974年1月13日。服上方1剂后，热退，头痛、流涕已减轻，大便已解，微有咳嗽，纳食不香，汗出；舌质暗红，苔白有黄，脉沉细数。继服上方1剂，仍有头痛，头晕，心悸，失眠，胆怯，口干思饮，动则汗出，恶露未净；舌红，少津，脉沉细无力。辨为热后伤阴，改用滋阴清热，佐以安神为法。

【处方】沙参15g，麦冬9g，石斛12g，生地黄12g，炒酸枣仁9g，炒白芍9g，首乌藤30g，阿胶块15g，黄连3g，甘草6g，五味子9g。

服上方3剂后，症状已除，临床痊愈。

◆ 解析

刘老所治案，患者由于产后血虚，感受风寒之邪，症见突然高热、恶寒、头痛、流清涕、全身酸痛。风寒入里化热，故又有口干渴、有汗、纳呆、尿黄、舌苔薄黄等里热之证。风寒外感一般应无汗而脉浮紧，但本案产后血虚，卫表不固，营卫失和，故汗自出。血虚兼见内热，故见脉沉滑而数。患者为产后血虚，外感风寒，病程仅有2天，虽有里热，但是表寒未解，治当以辛温解表为主，待表邪疏解之后再清里热，故先用荆防败毒散为主方，重点解其表寒，配合当归、益母草、川芎养血活血以扶正气，佐杏仁、桔梗、薄荷、黄芩

◆ 读案心悟

宣肺清热。1剂药后，头痛、流涕已减，说明表邪已疏解。但是仍发热未退，口干渴，大便不通，说明里热仍盛，进而改用清气解热、凉血调中之法，以白虎汤为主方。药后发热退，大便通，微有咳嗽，纳食不香，汗出，舌质暗红，苔白有黄，脉沉细数，辨为热后伤阴，遂以滋阴清热，佐以安神为法，用增液汤、黄连阿胶汤合方加减，调理善后，症状悉除。

【引自】赵新建，闫俊英，辛茜庭.妇科名家医案精选导读.北京：人民军医出版社，2007.

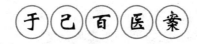

于己百医案

刘某，女，28岁。初诊：1979年1月14日。患者于7天前足月顺产一男婴，昨晚开始发热，体温39～39.5℃，不恶寒，但胸闷、恶心，呕吐1次，小腹时痛，恶露未净，色暗量少，大便秘结，舌质红，苔黄腻，脉弦滑数（脉搏100次/分）。实验室检查：白细胞计数$18 \times 10^9/L$，中性粒细胞0.82。诊断为产后发热。

【辨证】湿热中阻，血瘀胞络。

【治法】清热除湿，活血化瘀。

【处方】芩连半夏枳实汤化裁。半夏9g，黄芩9g，黄连6g，益母草15g，当归15g，陈皮9g，桃仁9g，郁金9g，厚朴9g，白芍15g，炒荆芥9g，枳实9g。2剂，水煎，1日服完。

二诊：1979年1月15日。服上方后，体温降至37℃（腋下），腹痛消失，恶露减少，胸闷已除，呕吐已平；舌质红，苔黄，脉弦滑（脉搏86次/分）。效不更方，守上方再进2剂，1日服完。

三诊：1979年1月16日。体温正常，恶露已尽，余症悉除；舌红，苔薄黄，脉滑软（脉搏70次/分）。复查血常规：白细胞计数$7 \times 10^9/L$，中性粒细胞0.72，淋巴细胞0.28。处以黄芩滑石汤加当归、白芍。3剂，日服1剂，痊愈出院。

◆解析　　　　　　　　　　　　　◆读案心悟

　　久居潮湿之地，嗜食辛辣之味，固属于湿热内蕴之体，产后感邪入里而从热化，故发热甚，不恶寒。邪犯胞宫、冲任，与瘀血相合，故恶露不净，量少腹痛。芩连半夏枳实汤系自制治疗湿热瘀阻中焦病证的验方，全方苦辛通降，清热燥湿，和胃降逆，调理气机。去杏仁加入当归、白芍、桃仁、益母草祛胞中之瘀以止腹痛；与黄芩、黄连相合，清冲任之热以止恶露；佐以荆芥辛散透表。因病势急，故日服2剂，湿热得以逐渐清解，气血得以逐渐调和，体温亦逐渐下降，诸症随之减轻。二诊时，效不更法，守方2剂，1日服完。三诊时，体温降至正常，恶露尽，腹痛止，胸闷开，呕恶除，黄腻苔转薄，血象转为正常。恐"炉烟虽熄，灰中有火"，再以苦辛淡渗、养血之剂巩固疗效，防其复发。于老早年擅于诊治温病，尤长于湿温，并且经常将温病治法方药用于妇科领域。本例遣方用药，切合病机，主次分明，堪称范例。

【引自】邓沂.于己百医案精解.北京：人民卫生出版社，2008.

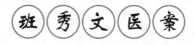

班 秀 文 医 案

　　刘某，女，35岁。自述：分娩后2天，发热恶寒，头身疼痛，腰酸背楚，口干不欲饮，无汗；苔白，舌淡，脉浮。

【辨证】血虚外感。

【治法】养血祛风。

【处方】当归9g，川芎5g，白芍9g，生地黄12g，荆芥6g，防风9g，紫苏

82

叶9g，秦艽6g，甘草3g。水煎服，每日1剂。

上方服2剂后，证反不解而口渴引饮，脉浮而略数，苔薄白黄，舌质淡红，此为温药过用，邪将入里之变，转用养血辛凉苦甘法为治。

【处方】当归身9g，丹参9g，白芍9g，生地黄12g，金银花9g，连翘9g，黄芩6g，桑枝18g，荻菜（另包，后下）9g，甘草5g。水煎服，每日1剂。

上方连服3剂，诸症悉退，后用人参养荣汤以善其后。

◆ 解析 ~~~~~~

"治病必求其本"，对于产后病的治疗，勿拘于产后，亦勿忘于产后，虚者补之，实者泻之，寒者当温，热者宜清。既照顾产后气血多虚之一面，又要注意瘀血停留的一面，根据病邪的盛衰进退，审证用药，才能达到扶正祛邪的目的。产后疾病，本有虚实之分和寒热之别，但由于受到"胎前宜凉，产后宜温"的影响，一般医者对于产后疾病的治疗，往往用药多偏重于温燥，如仅仅从产后气血耗伤来说，这是无可非议的，然证既有虚实寒热之不同，用药当有补、泻、温、清之别，所以对产后疾病用药的寒凉温热，仍宜以疾病的具体情况而定。一般而言，寒证不过温，以甘温为宜；热证不过寒，以甘凉为佳，盖甘则能养营生血，有利于气血的再生。

【引自】班秀文.班秀文妇科医论医案选.北京：人民卫生出版社，1987.

◆ 读案心悟

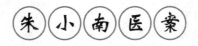

朱小南医案

袁某，21岁，已婚。初诊：1959年9月3日。1959年9月产褥期间，时值盛夏，居屋不甚通风，室内温度日升，为暑所伤，又多食甘肥，以致湿阻中焦，时有潮热，昏昏欲睡，乃来就诊。产后月余，恶露未断，潮热恶寒，胸脘闷胀，口淡无味，不思饮食；脉象细数，舌质红，苔黄腻。

【辨证】产后血虚，复受暑湿。

【治法】清暑化湿。

【处方】嫩白薇9g，陈青蒿6g，蔷薇花4.5g，清水豆卷9g，鸡苏散（包煎）12g，大生地黄12g，白术6g，陈皮6g，茯苓9g，通草4.5g，鲜芦根1支。

二诊：1959年9月7日。药后恶露已停，恶寒亦解，仍有潮热，小便短赤，精神疲惫，困倦欲睡。产后气血虚弱，复为暑湿所乘，扶正祛邪兼顾。治拟补养清暑。

【处方】蔷薇花4.5g，陈青蒿6g，淡黄芩6g，黄芪皮9g，潞党参2.4g，生地黄9g，制黄精9g，金樱子9g，焦白术6g，陈皮6g，茯苓皮9g。

三诊：1959年9月9日。服药后潮热依然，头目昏花，胸闷已好，胃口渐开；舌质红而苔薄黄，脉象虚细稍数。治宜补养气血，佐以清热化湿。

【处方】潞党参4.5g，黄芪9g，当归9g，生地黄12g，白芍6g，白术6g，茯苓9g，青蒿6g，焦山栀子9g，淡黄芩6g，鸡苏散（包煎）12g。

四诊：1959年9月11日。调理后，精力渐充，胸宇亦宽，潮热渐减，自汗颇多。邪已渐微，营卫虚弱。治宜扶正达邪。

【处方】黄芪9g，五味子4.5g，潞党参4.5g，鲜生地黄18g，制何首乌9g，白芍9g（桂枝2.4g同炒），淡黄芩6g，陈青蒿6g，焦白术6g，鲜芦根1支，甘草2.4g。

五诊：1959年9月13日。昨起潮热解，自汗亦止，胃纳渐香，刻感精神疲乏，乳汁缺乏；脉象细软，舌质红，苔薄。治宜调补以复其健康。

【处方】当归6g，黄精9g，黄芪6g，白芍6g，金樱子9g，杜仲9g，续断9g，巴戟天9g，焦白术6g，陈皮6g，茯苓9g，通草3g。

◆解析

暑为夏日主气，故夏令常见暑病，以致身热多汗，如《素问·刺志论》："气虚身热，

◆读案心悟

得之伤暑。"《灵枢·岁露论》:"暑则皮肤缓而腠理开。"脾喜燥而恶湿,多食甘肥,常致湿热内蕴。本案初诊有潮热恶寒,予青蒿、白薇等清暑热之品中加入清水淡豆卷,以清热利湿,辛凉解表。复以蔷薇花、白术等芳香药,治脾为湿困。邪盛正虚,以生地黄一味以补血,此时因脾运失健,不宜峻补。二诊时恶寒解,故去豆卷,毋庸再发表,虚象毕露,所以用药扶正,并重健脾化湿以助运化。三诊时潮热依然,正虽虚而脾胃渐开,因此,扶正祛邪并重,党参、黄芪、当归、生地黄与茯苓、栀子、青蒿并用。四诊时正渐复而邪渐解,唯自汗颇多,乃属阴虚不足,用药以调养气血为主,祛暑为佐。汗多伤津,朱老于此种情况下,常用桂枝炒白芍,能补虚敛汗,屡用屡验。至五诊时,诸羔次第均愈,邪去正尚未能全复,精神疲惫而乳汁不足,宜峻补气血,固肾健脾,并加通草一味,以活络通乳。上五诊能权衡邪正的轻重,掌握要点,分别应付,层次分明,所以得心应手,效如桴鼓。

【引自】朱南孙,朱荣达.朱小南妇科经验选.北京:人民卫生出版社,2006.

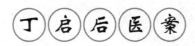

丁启后医案

王某,24岁,已婚。初诊:1974年8月19日。患者产后第5天发热,腋下体温40℃,谵语妄言,寒热往来。于某医院住院治疗7天,热退出院。后又复发,高热不退,体温41~42℃,又住某医院,经用各种抗生素治疗无效,病情恶化,谵语抽搐。初诊时症见面白颧潮红,舌质绛,苔黑黄,烦躁不安,

名医小传

丁启后，贵阳中医学院教授、著名中医妇科专家、中医教育家、首批国家级名老中医，出身于有二百余年历史的中医药世家，为黔贵丁氏妇科流派第九代传人。对中医妇科、中药学造诣精深。丁教授从医生涯60余年，从教生涯40余载，凭他高尚的医德，求实的精神，精湛的医术，深得病家的尊重和爱戴。

舞蹈样抽搐；气息短促，时而太息，语言不清；恶露已断，寒热往来，口渴不食，喜冷饮，大便干燥，小溲赤涩，脉象洪数；腋下体温40℃。

【辨证】热入血室，败血冲心。

【治法】和解镇痉。

【处方】党参15g，柴胡15g，法半夏15g，黄芩15g，甘草15g，当归25g，白芍15g，木瓜15g，桂枝15g，钩藤15g，川芎15g，生地黄15g，没药15g，金银花25g，桑叶15g，琥珀末（冲服）2.5g，朱砂末（冲服）2.5g。1剂，水煎服。

二诊：1974年8月20日。体温38℃，神志清醒，仍有时烦躁抽搐、谵语；面色潮红，舌质绛，苔黄湿润，脉洪大。此乃产后热炽太甚，不宜再用燥性药物，需生津润燥之品。

【处方】柴胡15g，党参15g，黄芩15g，法半夏10g，当归25g，白芍15g，木瓜15g，桂枝15g，钩藤15g，川芎10g，生地黄25g，没药15g，金银花25g，桑叶15g，石斛15g，甘草7.5g。2剂，水煎服。

三诊：1974年8月22日。服药后大便解，小便赤涩，体温38℃；时有烦扰不宁，手舞足蹈，耳聋不寐，喜冷饮；面潮红，舌尖红，中间燥，有剥落苔，两侧有黄白苔。

【处方】柴胡15g，党参15g，黄芩15g，生地黄15g，法半夏15g，金银花50g，当归20g，牡丹皮15g，麦冬15g，桑叶25g，没药15g，延胡索15g，刘寄奴15g，蒲黄15g，川芎15g，枳壳15g，甘草7.5g，琥珀末（冲服）2.5g，朱砂末（冲服）2.5g。1剂，水煎服。

该患者经过40多天医治，共诊察14次，以小柴胡合小调经汤加清热镇痉药为主方，根据症状变化随症加减。共服药32剂，病情基本稳定，继以清肝养阴、滋补气血之法而收全功。

◆解析

患者由于产后气血耗伤，血室正开，邪热乘虚而入，热入血室，耗伤心阴，故见面白颧潮红，舌质绛，苔黑黄。败血冲心，心阴不足，神无所归，烦躁不安，舞蹈样抽搐，语言不清。邪热留于少阳，正邪交争，致寒热往来。热盛阴液耗伤，症见口渴不食、喜冷饮、大便干燥、小溲赤涩、脉象洪数。审证求因，治宜和解镇痉，以小柴胡汤合小调经汤加生地黄、金银花、牡丹皮、连翘等清热解毒之品，久热耗阴，中期加入石膏、麦冬、鳖甲、枇杷叶等滋养阴液之药。因热壅血瘀，故加入益母草（坤草）、刘寄奴、延胡索、没药等，以活血化瘀，服后下血少量，症状大减。继以清肝养阴、滋补气血之法而收全功。

【引自】赵新建，闫俊英，辛茜庭. 妇科名家医案精选导读. 北京：人民军医出版社，2007.

◆读案心悟

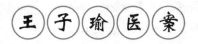

李某，30岁。产后恶露涩少，五六日内点滴难下，小腹硬痛，按之有鸡卵大包块，高热达40℃以上。曾注射各种抗生素和内服消炎、化瘀药，但体温不降，小腹硬痛加剧，手不可近，包块逐渐增大，又服活血行瘀中药数剂，亦无效果，故转院来此就医。望其面色深红，唇舌紫暗，舌苔黄燥；听其言语有力，呼吸促迫；问其现症：心神不宁，口苦饮冷，食入即吐，大便不通，小便如茶，身有寒热，阴道不断流出污浊败血，恶臭难闻；按其腹部硬痛有块如儿头大，发热依然40℃左右；诊其脉象弦滑而数。患者分娩正值炎热季节，产后寒温失宜，外感风寒。

【辨证】感染邪毒，胞内痛肿。

【治法】清热解毒，活血化瘀。

【处方】金银花30g，连翘15g，蒲公英15g，紫花地丁15g，生石膏15g，大黄15g，牡丹皮15g，桃仁15g，三棱15g，莪术15g，穿山甲珠5g，黄檗15g，乳香15g，没药15g。2剂。

服药后腰痛加剧，阴道流出大量脓血，臭秽难闻，大便泻下燥粪数枚，尿色浑赤，体温降至37℃以下，腹内包块已减大半，小腹柔软手可近之，口干不甚渴，饮食稍进，诊其脉象滑数无力。知其病势减轻，胞内余脓败血未尽。仍以前方，减生石膏，加姜黄以行恶血，又服2剂。

药后又下黑紫血块，小腹亦无胀无痛，二便已通，饮食增进，精神如常，喜多眠而感疲倦，六脉弦细而缓，此乃热毒耗损阴血之证。又拟以补血益气之方药，当归20g，生地黄15g，白芍15g，人参10g，牛膝15g，麦冬15g，龟甲15g，山茱萸15g。又继服4剂，调治1周出院。

◆ **解析**

患者由于产后血室正开，百脉俱虚，分娩正值炎热盛夏，寒温失宜，邪毒乘虚内侵，蔓延全身，正邪交争，故病情急重，高热不退，面色深红，唇舌紫暗，舌苔黄燥；邪毒入胞，与瘀血相结，小腹疼痛拒按，腹部硬块如儿头大。王老投以清热解毒、活血化瘀之药。服药2剂后瘀血下，腹内包块已减大半，病势减轻，仍以前方，减生石膏，加姜黄以行恶血。又服2剂祛余邪，小腹无胀痛。因邪去正虚，热毒耗损阴血，又以补血益气之方药以收全功。

◆ **读案心悟**

【引自】赵新建，闫俊英，辛茜庭. 妇科名家医案精选导读. 北京：人民军医出版社，2007.

第六章 产后缺乳

一般情况下，妇女分娩后，就开始分泌乳汁，产后1~2天，每日泌乳量不超过100mL，第3天增多，第4天突增。一般正常泌乳量平均每昼夜为（1000~1500mL）足够婴儿需要；但有的产妇乳汁分泌平均昼夜仅400~500 mL或更少，不能满足婴儿需要，这种情况即为"产后缺乳"。

中医学认为，产后缺乳可分为虚、实两种。虚者气血虚弱，或脾胃虚弱，或分娩时失血过多，致使气血不足，影响乳汁分泌；实者肝郁气滞，气机不畅，脉道阻滞，致使乳汁运行受阻。

（1）气血虚弱产后乳汁分泌少，面色苍白，纳呆，气短，乏力，便溏，乳房柔软而无胀痛，舌淡、少苔，脉虚细。治宜补气养血，佐以通乳。

（2）肝郁气滞血瘀产后乳汁不行，乳房胀满，疼痛或有肿块，食少，胸闷，呃逆，便干，舌红、苔薄黄，脉弦滑。治宜疏肝活血通络。

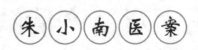

朱小南医案

吴某，女，25岁，已婚。初诊：1980年10月20日。产后乳汁量少、清稀10天。产妇面色无华，精神疲惫，头晕目眩，腰酸，胸腹胀闷，形体瘦削；乳房松软，未感乳胀，授乳时乳儿哭闹不休；脉细弱，舌淡，苔薄白。

【辨证】气血虚亏，乳汁不足。

【治法】补益气血，通乳。

【处方】通乳汤。当归9g，黄精9g，川芎4.5g，黄芪9g，怀山药9g，肉苁蓉9g，黑芝麻9g，杜仲9g，狗脊9g，白术6g。3剂，水煎服，每日1剂。

二诊：1980年10月23日。服药后，乳房充盈，乳汁通畅，分泌量增多。上方加丝瓜络9g，继服3剂。

随访2个月，乳汁正常，母婴健康。

◆解析

产后气血虚亏者乳汁常感不足，《妇人良方》谓："妇人乳汁不行，由气血虚弱、经络不调所致。"此乃一定之理。此时若单用行乳药疏通，无济于事；必须在调养气血中，稍佐一二味行血通乳即效。本例处方，乃据黄芪八物汤（《医略六书》方：熟地黄、黄芪、白术、茯苓、当归、川芎、白芍、炙草）化裁。用当归、白芍、川芎补血养血活血；黄芪补气；白术、陈皮、茯苓健脾胃以充气血之源；郁金宽中解闷；枳壳行气除胀；路路通、通草

◆读案心悟

乃性质缓和的通乳药，服药后效颇显著。二诊
乃以调补培本，仅加丝瓜络一味行乳，盖气血
足，化源生，而乳汁自增，不必依赖通乳药，
即能奏效。

虚证乳汁不足，除服药外尚可配合食疗，
作为辅助，如用猪蹄煎汤或多饮赤豆汤均可。
此外，尚有一简便有效的方法，即多饮米汤。
凡煮饭或烧粥时，煮沸后上层成泡沫形状的
浓汁即是，将该汁盛起，温饮代茶，有和胃
生津、充养乳汁之功。此法效而不贵，值得
推广。

【引自】朱南孙，朱荣达. 朱小南妇科经验选. 北京：人民卫生出版社，
2006.

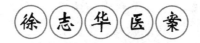

李某，女，23岁，已婚。初诊：1982年4月16日。产后乳汁不出5天。患
者于5天前行剖宫术产一男婴，产后乳汁不出，婴儿昼夜啼哭，产妇心烦不
寐。曾服催乳药，效不佳。诊见患者面色少华，头晕乏力，汗出，纳呆；两
乳微胀，能挤出少量淡黄色液体；脉细，舌淡，苔薄白。

【辨证】气血不足，乳络不通。

【治法】补气血，通络下乳。

【处方】通乳汤。黄芪10g，党参10g，白术10g，当归10g，熟地黄10g，
通草5g，王不留行籽10g，漏芦10g，瞿麦10g，麦冬10g，冬葵子10g，白芷
10g。水煎服，每日1剂，连续5剂。同时嘱患者加强营养，调节情志，起居
有常。

二诊：1982年4月21日。服药后，乳汁渐增，仍不足喂养。原方继服3
剂。随访2周，奶水正常，母子均安。

◆解析　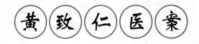　　　　　　　　◆读案心悟

乳汁为血所化，赖气以运行。故产后乳汁的多少与气血的关系极为密切。历来对产后缺乳，均责之于产后气血两虚，乳汁化源不足；或产后情志不遂，肝失调达，气滞血瘀，乳汁运行不畅。根据"虚者补之，实者通之"的原则，治疗以补气养血或疏肝解郁为主，前者佐以利之，后者佐以通之。徐老认为产后以虚为主，由虚致滞，导致乳络不畅，故本病虚中夹实，治疗以补益气血为主，兼以通络下乳。本案患者全身及舌脉表现以虚象为主，故徐老投以自拟通乳汤治疗。方中黄芪、党参补气培元；熟地黄、当归养血活血；配王不留行籽活血通经、下乳汁；白术、麦冬健胃生津，以充气血之源；通草、瞿麦、冬葵子利水通络下乳；漏芦、白芷归阳明经，通乳散结，促进乳汁排泄。全方共奏补气养血、通络下乳之功。

【引自】李伟莉．涂志华妇科临证精华．合肥：安徽科学技术出版社，2014.

黄致仁医案

汤某，24岁。初诊：1984年4月24日。患者于3月13日顺产一女婴，一直乳汁甚少，乳房不胀，但触及即乳漏，乳汁清稀；产后出血不多，但恶露至今已月余未净，量少，色淡红；口干，时感头晕，纳可，二便尚可；舌淡，苔薄白，脉细。

【辨证】气血不足，乳络不通。

【治法】益气养血，除恶通乳。

【处方】党参15g，黄芪15g，当归12g，炙甘草6g，白术15g，通草6g，木馒头10g（奶母），炮穿山甲10g，白芷6g，大枣3枚，陈皮6g，川芎6g。

二诊：1984年4月30日。服上方6剂，恶露已净，乳汁增多，乳房已有胀感，但仍时有乳漏；口干，舌淡，苔薄，脉细。服上方10余剂，乳汁增多，再无乳漏。

◆ 解析

产后乳汁甚少或全无，称为"产后乳汁不行"，亦称"缺乳"或"无乳"。乳汁不行证有虚实之别，实者气滞乳壅闭而不行，症见乳胀乳痛；虚者气血虚弱，生化不足，无乳可下，症见乳房不胀，乳汁清稀。新产之妇，气血暴虚，妇人以血用事，上为乳汁，下为月水，血虚则乳汁无以化，故乳少而质甚稀；气虚则固摄无权，上则乳漏，下则恶露点滴难尽。然气血所化本于脾胃之健运。即使脾胃气虚所致，治宜健脾为主，然毕竟乳汁不行，故佐以通经下乳。方中党参、黄芪、白术、炙甘草、陈皮健脾益气；当归、川芎温和流动之品，活血益血，治恶露；白芷活利血脉，引诸药入多气多血之阳明经；通草性味淡甘平，功能为利水道、催生下乳，张山雷谓其"以淡用事，故能通利经络，其性又不似木通之猛"，既能通利又不甚伤阴；穿山甲味咸性微寒，《本草纲目》谓其"通经脉、下乳汁，此物穴山而居，离水而食，出阴入阳能窜经络达于病所"，通经下乳作用极强；奶母又名木馒头，性味甘平，活血，消肿，治乳汁不下。全方重在健脾滋其化源，佐以通经下乳之药。寓行于养之中，养在其首，通在其中，养不滋腻，通不破散，正合"药有个性之特长，方有合群之妙用"。

【引自】高新彦，袁惠霞. 古今名医妇科医案赏析. 北京：人民军医出版社，2006.

◆ 读案心悟

丁学理医案

名医小传

丁学理，毕业于郑州医科大学，临床工作20余年，对不孕不育和妇科疾病有独到见解和诊疗方法。在治疗过程中能根据患者的不同病情进行辨证施治，有着丰富的临床经验和治疗效果，多次参加全国妇产科及女性不孕学术论坛。

赵某，女，26岁，已婚。初诊：1971年9月13日。足月初产，出血较多，复因不善调摄，情怀失畅，致产后乳少难下，质亦清稀，而乳无胀痛。伴见面色苍白、头晕目眩、体倦无力、肌肤不润、胃纳不佳、大便溏薄、脘痞不畅、舌淡苔白、脉象细弦等症。

【辨证】气血两虚，兼有郁滞。

【治法】气血双补，疏郁通乳。

【处方】炙黄芪、野党参、当归、天花粉各12g，麦冬、炒白术各9g，生麦芽15g，王不留行、钟乳石各12g，净漏芦9g，穿山甲6g，通草3g。

另用猪蹄1对，煎汤代水煎药5剂。并嘱服药后3小时左右以湿热毛巾敷两乳，并轻轻按揉，以助乳腺之通畅。

二诊：1971年9月19日。上方服后，乳汁倍增，胃纳亦馨，大便趋常，头晕、精神疲惫亦有好转。唯睡眠欠佳，偶有心慌，拟两调心脾，佐以通乳。

【处方】野党参、炙黄芪、当归、炒酸枣仁、首乌藤、女贞子各12g，云茯苓、远志肉各9g，生麦芽21g，香佩兰、净漏芦各9g，王不留行12g，广陈皮6g。3剂，水煎服。

上方服后，乳流如涌，诸症悉解。嘱其饮食调理，无须服药。

◆解析

本例乳少质稀，乳无胀痛，乃因产后气血虚弱，乳汁化源不足。面白精神疲惫，肌肤

◆读案心悟

不润，纳呆便溏，则系气血失荣，脾不健运；脘痞不畅，胃纳呆滞，则因情绪忧郁，气滞不疏，证属虚中夹实，治则半疏半调，亦补亦通。方用参、术、芪等健脾益气，当归、天花粉、麦冬等养血滋液，猪蹄补血通乳，诸药补气血，滋化源，用其治本；佐以王不留行、穿山甲通络，钟乳石，净漏芦下乳，俾补中有疏，相得益彰。方中重用生麦芽，不仅鼓舞胃气而助消化，且能疏畅气机，以助肝用，俾中州得运，升降有权，则化源自滋，乳水自充。

【引自】吴大真. 现代名中医妇科绝技. 北京：科学技术文献出版社，2004.

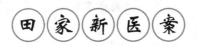

刘某，女，31岁，已婚。初诊：1977年5月15日。二胎足月生产，因产程过长，感受风寒，翌日即发热、身痛，经治得痊，而乳汁不行。循俗日服鱼汤及羊肉汤之类，迄将匝月，下亦不多。自感两乳胀痛，关节酸楚，腰痛腹胀，二便不畅；舌色淡略胖，苔白略腻，脉沉细涩软。

【辨证】血脉壅滞，乳管不畅。

【治法】疏风养血，活络化瘀。

【处方】防风4.5g，海桐皮12g，豨莶草、威灵仙各9g，川续断、当归各12g，杭白芍、东白薇各9g，刘寄奴、王不留行、净漏芦各12g，穿山甲、炒青皮各4.5g，北细辛1.5g。3剂，水煎服。

二诊：1977年5月17日。上方服后乳汁增多，乳痛亦减，胃舒纳馨，唯腰痛体困，关节酸楚；脉沉细，苔薄白。再拟养血通络，兼除湿。

【处方】炙黄芪、鸡血藤各15g，当归、广寄生、王不留行各12g，丝瓜络6g，怀牛膝、防己、威灵仙各9g，海桐皮12g，川桂枝、川独活各6g，细辛1.5g，路路通6g。3剂，水煎服。

三诊：1977年5月21日。乳水畅下，质尚稀薄，关节痛减，腰骶酸楚。此邪去正虚，拟健脾益肾，养血通痹。

【处方】野党参、炙黄芪各15g，炒杜仲、桑寄生、当归、鸡血藤、金毛狗脊（去毛）、炒白术、怀山药各12g，怀牛膝、络石藤、防己各9g，广陈皮6g。3剂，水煎服。嘱服药后3小时左右以湿热毛巾热敷两乳，并轻轻按揉，以助乳腺通畅。

上方服讫，乳多质稠，腰酸肢痛亦解，嘱勿服药。

◆ 解析

《医宗金鉴》曰："产后乳汁不行，因瘀血停留，气脉壅滞者，其乳必胀。"本例乳房胀痛，乳汁不下，乃因产时感寒，致使气涩不行，血脉瘀滞引起；关节酸楚，疼痛走窜则系风湿瘀血稽留脉络，不通则痛。方中刘寄奴、青皮、王不留行、穿山甲、净漏芦等行气活血，通络下乳；川续断、当归、杭白芍、白薇等补肾养血，滋液通乳；防风、海桐皮、威灵仙、豨莶草、细辛等疏风胜湿，宣痹通络，此虽非下乳之品，但能针对病因，祛邪通络，俾血脉宣畅，乳水自行。末诊健脾益肾，兼祛风湿，非只蠲痹镇痛，也能滋助乳水化源，补泻兼施。故两症皆瘥。

【引自】高新彦，袁惠霞. 古今名医妇科医案赏析. 北京：人民军医出版社，2006.

◆ 读案心悟

第七章　产后身痛

　　产褥期间，出现肢体、关节酸痛、麻木、重着的病症，称产后身痛，亦称为"产后遍身疼痛""产后关节痛"。

　　产后身痛历代医家都非常重视，最早见于唐代《经效产宝·产后中风方论》，其指出"产伤动血气，风邪乘之"所致，宋代《产育宝庆集》云"产后遍身疼痛"是因"产后百节开张，血脉流走，正气弱则经络之间多留滞，累日不散，则骨节不利，筋脉引急，故腰背转侧不得，手脚不能动摇，身头痛也。"

　　产后身痛的病因病机是产时伤血，津气随血而脱，营卫失调，腠理不固，此时若起居不适，饮食不节，风寒湿之邪乘虚而入，留于经络、关节，使气血运行受阻，百节失养，故滞而作痛。据产后多虚多瘀的特点，治疗本着"勿拘于产后，也勿忘于产后"的原则，结合长期临床实践，筛选出产后有效的药方进行治疗。

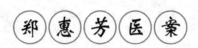

郑惠芳医案

章某，28岁。患者63天前于某医院顺产时受凉，出现双腿、足膝关节酸痛、重着，屈伸不利。自诉现受凉后则腹泻，得温则可，曾自行熏蒸治疗，效不显。既往月经4～5天/30天，产后63天仍有少许阴道出血，色暗红、有块，用护垫即可。产后38天B超示宫腔内少许积液。脉沉涩，舌暗紫，苔薄白。患者顺产受凉后出现双腿、足膝关节酸痛、重着，系产后元气虚损，卫阳不固，腠理不密，风寒湿邪乘虚而入，留滞肢体经络关节，气血受阻，痹阻不通所致；产后63天仍有少许阴道出血，色暗红、有块，为瘀血阻滞胞宫。

【辨证】风寒血瘀证。

【治法】养血祛瘀，散寒除湿。

【处方】独活寄生汤加减。川续断20g，炒杜仲20g，桑寄生12g，独活15g，熟地黄15g，白芍10g，木瓜9g，当归9g，益母草炭10g，炒山药30g，三七粉3g，甘草9g。水煎服，每日1剂。

患者连续治疗调整2个月，疾病痊愈。

◆ 解析

产妇在产褥期内发生与分娩或产褥有关的疾病，称为"产后病"。产后病的发病机制可以概括为四个方面：一是亡血伤津；二是元气受损；三是血瘀内阻；四是外感六淫或饮食房劳所伤。产后病的治疗应根据亡血伤津、瘀血内阻、多虚多瘀的特点，本着"勿拘于产后，亦勿忘于产后"的原则，结合病情进行辨证论治。郑老认为，产后病虽以多虚多瘀为特点，但治疗时不能一概补虚，也不能祛瘀过急，应

◆ 读案心悟

标本兼治。郑老治疗产后病多以补虚扶正为主，兼治其标，每获良效。

方中独活祛风散寒、除湿止痛；炒杜仲、川续断、桑寄生、炒山药补肝肾；当归、熟地黄、白芍养血和血；木瓜舒筋活络除湿；益母草炭、三七粉活血止血而不留瘀；甘草缓急止痛又可调和诸药。风、寒、湿、瘀祛，疼痛自除，恶露自净。

【引自】吴大真.现代名中医妇科绝技.北京：科学技术文献出版社，2004.

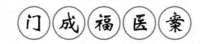

谢某，26岁。初诊：1986年2月24日。主诉：产后下肢痛。1985年12月28日顺产一女婴，产后纳食不佳，时头晕，乳汁少，恶露淋漓不断，大便正常。产后10多天，下肢开始疼痛，渐加重，软弱无力，气短心悸，心烦，身困，精神疲惫，曾于其他医院用中药不效。现症见下肢疼痛较剧，软弱无力，不耐行走，精神疲惫，身困，面色㿠白无华，纳呆，头晕，心悸，气短声低，乳汁少，恶露淋漓不断；舌淡，苔白，脉沉细涩。

名医小传

门成福，主任医师，硕士研究生导师，河南中医学院教授。从事医疗、教学、科研50多年，临床经验丰富，是著名不孕不育症专家。被国家人事部、原卫生部（现国家卫健委）、国家中医药管理局联合遴选的全国著名老中医之一，业绩载入《国家名人录》《中国名医一万家》等辞书中。著有《妇科经验精选》。

【辨证】气血虚亏，筋脉失养，气滞血瘀，经络阻滞。

【治法】益气健脾，活血祛瘀养血。

【处方】生化汤加减。当归12g，川芎9g，桃仁9g，炮姜6g，黄芪24g，党参24g，丹参24g，海螵蛸15g，茜草12g，黑荆芥6g。3剂，水煎服。

二诊：1986年2月27日。服药后恶露干净，腿痛不减，出现足跟疼痛，大便干；舌淡，苔白腻，脉沉细，余无特殊不适。拟益气养血，补肾为治则，黄芪桂枝五物汤加减。

【处方】黄芪30g，桂枝15g，白芍15g，鸡血藤24g，川续断24g，怀牛膝12g，桑寄生25g，何首乌25g，全瓜蒌24g，穿山甲10g，王不留行15g，鹿角霜15g，生姜3片，大枣3枚，桑枝30g。6剂，水煎服。

三诊：1986年3月6日。服药后症状减轻，下肢疼痛不明显，远行后稍觉足跟痛，但不甚，大便秘；舌淡，苔白厚，脉沉无力。守上法上方加炒决明子30g，何首乌加至30g，阿胶珠12g，以润肠养血通便。后经数诊，治愈。

◆ 解析

患者素体脾胃虚弱，气血化源不足；孕后血聚以养胎，母体阴血虚少；产后失血耗气，致气血更虚，脾胃气虚，运化失健，不能纳谷。脾胃为气血生化之源，主四肢肌肉，故脾胃气虚，四肢肌肉失于气血之荣养，而软弱无力；肾主骨生髓，化生精血，阴血耗损而伤肾，故肾不坚，而不耐行走，足跟痛。中医学有"败血不去，新血不生"之说，故在治疗产后病时，首当祛瘀通络活血，祛除体内瘀血，兼顾脾气，以生化汤加党参、黄芪，并加收涩之品，以防活血太过。瘀血祛恶露尽，则以黄芪桂枝五物汤加减；温经通络，益气养血，补肾壮骨，佐以通乳之品。经用数方后，病情明显好转，依上原则，辨证施治，得到了较为满意的疗效。

【引自】门成福. 门成福妇科经验精选. 北京：军事医学科学出版社，2005.

◆ 读案心悟

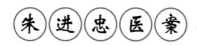

朱进忠医案

张某，32岁，已婚。产后中暑，赴医院急诊，用冰袋降温后，感腰背酸痛，四肢酸麻，一受风吹，腿膝间犹如针刺。近日势更加重，精神疲惫，上下扶梯亦步履不便，心绪焦急前来门诊。初诊：舌质淡，苔薄白，按脉细迟。

【辨证】寒入经络，气血阻滞。

【治法】温经活络，养血固肾。

【处方】鸡血藤膏12g，熟地黄9g，黄芪9g，肉桂2.4g，川续断9g，黄精9g，杜仲9g，白术6g，嫩桑枝9g，木瓜9g，防己12g。

二诊：步履较前略健，背部仍有寒痛，四肢酸麻则已好，精神稍振，胃口渐开。治用温养督脉活血通络法。

【处方】鹿角霜9g，淡附子4.5g，当归9g，熟地黄12g，黄芪9g，桂枝4.5g，牛膝9g，鸡血藤膏12g，焦白术6g，络石藤9g，海风藤12g，防己12g。

上方加减进服数剂后，症状好转。

◆ 解析

本例为产后中暑，用冰治疗，复感受寒气，侵袭经络，以致气血受阻，背腰四肢酸麻疼痛，影响生活和工作。证属寒凝经络，治用温经以祛寒邪，活络以助气血正常运行。产后身体虚亏，补气养血健脾和胃药亦酌量加入，服药有效。二诊时因其背部寒痛感觉显著，督脉受损，督脉源自胞中，上循脊柱，受寒后即显脊背寒冷而痛，俯仰不便，温补督脉，以鹿角霜、附子为最著。《得配本草·奇经药考》

◆ 读案心悟

谓"鹿角霜通督脉之气舍""附子主督脉脊强而厥"。并用当归、熟地黄养血，黄芪补气而复助当归、熟地黄生血，更用桂枝疏通气血，使能达到四肢末梢，促进循环不已；用牛膝以强腰膝，藤类以通经活络，服后能使精神振奋，阳气恢复，手足轻便灵活。本案潜方用药时，注意到了产后多虚多瘀的特点。祛邪不忘扶正，扶正以助祛邪。

【引自】赵建新，闫俊英，辛茜庭.妇科名家医案精选导读.北京：人民军医出版社，2007.

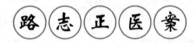

陶某，25岁，已婚。初诊：1960年2月4日。1960年初，初产月余，恶露已净，突感左腿酸麻，步履艰难，乃来就诊。产后四旬，左腿酸麻已数日，屈伸不利，步履不便，面色萎黄，头晕目花；舌质绛而苔薄白，脉象细弦。

【辨证】产后血虚，复感寒邪。

【治法】养血活络。

【处方】当归9g，络石藤9g，焦川芎4.5g，川牛膝9g，宣木瓜9g，鸡血藤膏9g，白术6g，炒枳壳4.5g，桂枝4.5g，炙香附9g，伸筋草9g。

二诊：1960年2月7日。服药后腿膝酸楚已瘥，步行尚感不便，头晕心烦，精神疲惫，畏寒。仍是气血虚弱，脉络受寒凝滞。治宜调补气血，温通经络。

【处方】当归9g，黄芪9g，牛膝9g，川芎4.5g，熟地黄9g（砂仁2.4g拌炒），白术6g，鸡血藤膏9g，海风藤9g，伸筋草9g，肉桂2.4g，木瓜9g。

三诊：1960年2月11日。上次服药3剂后，左腿酸麻感消失，步行亦渐灵活，食欲缺乏，精神疲倦；脉象细软，舌质绛，少苔。此乃血虚纳呆。治宜健脾养血。

【处方】当归9g，川芎4.5g，熟地黄9g，鸡血藤膏9g，怀山药9g，焦白术6g，川牛膝9g，木瓜9g，茯苓9g，陈皮6g。

◆ 解析　❧ ❧ ❧　　　　　　　◆ 读案心悟

产后月余，失血过多，百节空虚，正值严冬，起床时左腿复受风寒，以致经脉凝滞，引起酸麻不利，故中医诊断为产后身痛。《素问·痹论》谓："风寒湿三气杂至，合而为痹也。"初诊以当归、川芎、鸡血藤膏补血行气，复加桂枝、牛膝引药下行，通络行滞，使患者气血运行正常。络石藤、伸筋草等祛风通络，并能消除酸麻疼痛感。枳壳、香附以行气止痛，服药后症瘥而未愈。二诊加黄芪一味，盖血失气亦随耗。阴阳互根，气血相为表里，黄芪既能补气，又能帮助增强补血药生血的效力。并用肉桂以辛温驱寒，流通气血。伸筋草者，有祛风通络、舒筋缓急之功，为治四肢酸麻屈伸不利的专药，故对本症颇适用。三诊时痹症已愈，乃用健脾养血，稍佐活血通络之品，以善其后。

【引自】赵建新，闫俊英，辛茜庭. 妇科名家医案精选导读. 北京：人民军医出版社，2007.

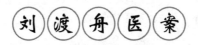

刘渡舟医案

王某，女，30岁。初诊：1995年9月8日。患者于1994年9月20日，即生产后15天，因小儿有疾就医，适逢大雨，淋雨涉水，后渐感腰酸不适，头晕，自认感冒，服用感冒药无效。1周后发热，体温37.8℃，倦怠乏力，纳减，腰部酸痛如折，因小儿有疾未及时治疗，腰部疼痛加重，牵至髀、胯疼痛，晨起转侧困难，曾在多家医院就诊，体温渐退。但腰、髀、胯疼痛加重，并牵至腹部疼痛，转侧艰难，畏寒肢冷，双下肢麻木，双踝关节肿痛，时有热感，活动不利；面色㿠白，形体消瘦，头晕，食少伴恶心，口吐清涎，大便不成形，近半年不能正常工作；舌淡，苔中白腻，脉沉细。生化检查：红细胞沉降率62mm/h，抗链"O" 800U，类风湿因子（－），血白细胞12×10^9/L。

【处方】附子（先煎）6g，肉桂（后下）3g，淫羊藿9g，山茱萸9g，山药12g，茯苓12g，独活9g，秦艽9g，当归9g，白芍9g，鸡血藤9g，牡丹皮6g，半夏6g，生姜2片，大枣2枚。7剂，每日1剂，水煎服。

二诊：药后，恶心、口吐清涎症状解除，但食后胃脘胀满不适，腰、髋、胯、腹疼痛略有减轻。既见效机，守原方减半夏，加砂仁（后下）6g。14剂，每日1剂，水煎服。

三诊：服后胃脘胀满不适消失，食欲渐振，腰、髋、胯、腹疼痛明显减轻，踝关节肿痛消失，活动已能自如，仍感乏力，四肢欠温；舌淡，苔中薄白细腻，脉沉细。继以原方加减。

【处方】附子（先煎）6g，肉桂（后下）3g，淫羊藿9g，山茱萸9g，山药12g，茯苓9g，独活9g，秦艽9g，当归9g，牡丹皮4g，黄芪12g，党参9g，大枣2枚。14剂。水煎服，每日1剂。

四诊：饮食正常，面有润色，腰、髋、胯、腹疼痛进一步明显好转，转侧已能自如，复查红细胞沉降率、抗链球菌溶血素O、白细胞计数均属正常。为巩固治疗，间断服上药1月余，恢复正常工作，随访未见复发。

◆解析

宗傅青主"产后百节开张，血脉流散"的理论，因产后多虚，易受外邪侵袭，致荣卫痹塞不通，以肾气丸合附子粳米汤温肾散寒，和胃止痛。因胃气不和，故去地黄之滋腻，以山药易粳米达脾肾双补；配淫羊藿温肾兼祛风除湿；当归、牡丹皮活血以止痛。妙用附子配半夏，取附子辛热，温阳气散阴寒，半夏辛温，开阴结降逆气，生姜、大枣以调和之，相辅相成以奏奇功。

【引自】陈强. 刘渡舟治疗产后身痛临床5例研究. 中医杂志，1997（01）：36.

◆读案心悟

第八章 产后恶露不净

　　产后恶露超过3周以上，仍淋漓不止者，称为产后恶露不净。人工流产术或自然流产后恶露超过2周仍淋漓不净者，亦属于本病范畴。

　　中医学认为，本病的发病机制主要是冲任为病，气血运行失常所致。其主要病因是气虚、血瘀、血热。患者素体虚弱，或孕期饮食伤脾，或产时失血耗气，或产后劳倦过度伤及中气，气虚统摄无权，冲任不固而致恶露不净。产后血室空虚，寒邪内侵胞宫与血相结，寒凝血瘀，或七情内伤，气滞血瘀，或气血运行无力，余血滞留为瘀，或胞衣残留，影响冲任，总之瘀血不去，新血不得归经而出现恶露不净。素体阴虚，产时失血伤阴，营阴更亏，虚热内炽，或产后过服辛燥之品，或感受热邪，或肝郁化热，均致血热扰于冲任，造成恶露不净。

　　本病的辨证应以恶露的量、色、质、气味为重点，结合全身症状表现以辨别虚、实、寒、热，治疗应遵循虚则补之、热则清之、留者功之的原则分型施治，不用或轻用固涩之剂，以免"闭门留寇"。

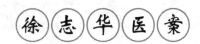

徐 志 华 医 案

张某，女，35岁，已婚。初诊：2011年5月1日。患者25天前自然分娩，现产后25天，阴道出血未净，量少，色紫红，淋漓不止，时多时少。经用缩宫素、抗生素、益母草膏等治疗无效。B超检查无异常。症见头晕心悸，下腹隐痛，低热疲乏；舌质略红，苔薄黄，脉沉弦且数。

【辨证】胞脉瘀阻，郁久化热。

【治法】逐瘀清热止血。

【处方】加味生化汤。当归10g，川芎5g，红花10g，桃仁10g，肉桂3g，炮姜3g，牡丹皮10g，益母草10g，山楂15g，蒲黄10g，乌梅10g，甘草5g，金银花、连翘各10g。15剂，水煎服，每日1剂。

二诊：2011年5月29日。服上药后阴道出血增多，排出黄豆大小坏死组织1块，流血减止，腹痛消失。再予原方10剂以巩固疗效。

三诊：2011年6月20日。恶露停止，头晕，心悸，眠差，纳呆，腰膝酸软乏力。治以调补足三阴。

【处方】八珍汤加山药、菟丝子、枸杞子、关沙苑。15剂，水煎服，每日1剂。15剂服完，症状消失。

◆ 解析

产后胞宫复旧所产生的余血浊液，称为恶露。一般恶露颜色由红转淡，大约10天内完全排净。如果超过10天仍淋漓不净，称"恶露不净"。本病大多是因子宫复旧不全、胎盘残留或产后感染所引起。古称"胞阻"。一般为气虚、血热、虚瘀夹杂所致。徐老采用自拟"加味生化汤"。本方既能生血，又能祛瘀。在治

◆ 读案心悟

疗中补中有化，化中有补。恶露不净中的虚瘀总是以温补气血，调养冲任为主，注意补中化瘀，酌情加用收涩止血之品，特别是方中益母草，辛苦微寒，既能化瘀，又能止血，故全方疗效可期。徐老善用加味生化汤，本方对人工流产后的恶露不净，也确有疗效。

【引自】李伟莉. 涂志华妇科临证精华. 合肥：安徽科学技术出版社，2014.

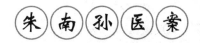

杨某，女，28岁，已婚。初诊：1978年2月19日。产后恶露不畅，3天即止。数日后，骤又阴道下血，淋漓不已，于兹4旬，势不稍敛。量或多或少，色或紫或淡，时夹血块；少腹胀痛，腰酸背楚，下肢无力，胸脘痞闷，纳谷不馨，大便不实，小溲黄短，面色晦滞；舌淡，苔薄，按脉沉细。此产后调理失宜，气血不和、冲任失约，崩脱之变，形成此疾。亟宜补肾养血，化瘀止血，以顺经隧。

【辨证】瘀血内积，血不循经。

【治法】活血化瘀，补肾养血。

【处方】金毛狗脊（去毛）、川续断、当归、桑寄生各12g，炒杜仲9g，刘寄奴、赤芍各9g，益母草、炒地榆、祁艾炭各12g，醋柴胡6g，香附米、炒枳壳各9g。3剂，水煎服。

二诊：1978年2月27日。上方连服6剂下血已止，腹痛若失，纳谷渐畅，脘痞略舒。唯仍腰酸腹胀，嗳气不爽，大便不实。再拟健脾益肾，调胃和中。

【处方】炒杜仲、女贞子、桑寄生各12g，炒白术、墨旱莲各9g，云茯苓、怀山药各12g，广陈皮、醋柴胡各6g，香附米、炒枳壳、炒神曲各9g。5剂，水煎服。

三诊：1978年3月4日。药后腰痛、腹胀悉已，纳食增加，脘痞得宽，二便如常；舌淡，少苔，脉仍沉细。瘀滞已消，宜气血双补，以善其后。予十全大补丸，每日早、晚各1剂，连服20天。

◆ 解析 ～～～～

本《胎产心法》谓："或因恶露未尽，固涩太速，以致停留，一旦经血大来……如血多色紫有块，乃当去败血积滞，其少腹必胀满，按之而痛。"所述病机与本例相符。但本例产后气血本虚，又复漏下日久，致肾精亏损，脾虚难复，肝木乘之，故又见腰酸胫软、纳呆便溏、脘痞不舒等证，证为虚实夹杂，治当补泻兼顾。方以狗脊、川续断、杜仲等补肾益精；当归、桑寄生等养血收涩，诸药同用固冲任，以复其损；地榆、祁艾炭温凉并济，固涩止血；刘寄奴、赤芍、益母草、柴胡、香附等疏肝理气，活血化瘀。诸药化瘀止血，以澄其源。全方补虚不碍实，逐瘀不伤血，俟瘀滞即去，则专予调胃气，补气血，以善其后。

【引自】吴大真. 现代名中医妇科绝技. 北京：科学技术文献出版社，2004.

◆ 读案心悟

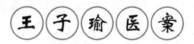

王某，女，32岁，已婚。初诊：1975年8月15日。妊娠4个月，不慎堕殒（未行刮宫），产褥期中，因天气炎热而饮冷水一杯，后即恶露淋漓，迄已月余未止，量少，色紫黑有块，小腹疼痛拒按，伴有腰酸、胸闷、纳呆等症；舌质紫暗，舌苔薄白，脉象弦涩。

【辨证】寒凝胞脉，瘀血内阻。

【治法】活血化瘀，温经止血。

【处方】当归9g，川芎片4.5g，益母草12g，桃仁6g，焦山楂9g，炮姜3g，生蒲黄6g，五灵脂9g，炒枳壳6g，刘寄奴9g，桑寄生12g，炒杜仲9g。3剂，水煎服。

二诊：1975年8月18日。上方服后，血量略增，色已转红，曾下少量血块，腹痛遂止，胸闷亦宽；舌转淡红，脉见沉弦；唯仍腰酸、纳呆。再拟养肝行血，和中调胃。

【处方】当归9g，川芎片4.5g，益母草9g，焦山楂9g，炮姜3g，桑寄生12g，炒杜仲9g，陈皮9g，炒枳壳6g。3剂，水煎服。

三诊：1975年8月21日。上方服2剂血即止，腹未作痛，腰酸亦除，纳谷有增；舌淡红，苔薄白，脉弦细。瘀滞已消，嘱服归芍地黄丸、八珍益母丸，每日早、晚各1剂，连服10天。停药后于9月17日月经来潮，色量正常，腰腹未痛。

◆ 解析

本例于自然流产后，因贪凉饮冷，寒邪乘虚入客胞中，与血相搏，阻于胞脉，以致血不归经，淋漓日久。方用山楂、当归、桃仁、蒲黄、五灵脂、益母草、刘寄奴等活血行血，破瘀生新；炮姜、川芎温经散寒，行气活血。又因下血日久，肝肾已亏损，遂有腰部酸痛，故方中复加桑寄生、杜仲，补益肝肾，养血止血。二诊瘀血已下，血虚待补，故原方易活血化瘀之品为和胃畅中之焦山楂、陈皮、枳壳等，俾增进饮食，滋其后天。三诊血止，继用丸剂缓调，补肝肾，益气血，以期巩固。

◆ 读案心悟

【引自】高新彦，袁惠霞.古今名医妇科医案赏析.北京：人民军医出版社，2006.

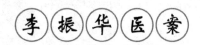

赵某，女，28岁，已婚。初诊：1976年3月10日。产后2天，其子夭折，悲恸泣涕，日夜不已，以致恶露增多，胁腹作胀。今已匝月，仍下血不止，量多，色红，质稠臭秽，并见烦热口干，面色潮红，便秘溲黄；舌橡红，苔薄黄，脉细数，体温38℃（腋下）。

【辨证】肝郁化火，迫血妄行，营阴耗损。

【治法】清热养阴，凉血止血，疏肝和营。

【处方】当归9g，杭白芍、大生地黄各12g，醋柴胡6g，怀山药、牡丹皮各9g，炒黄芩9g，陈阿胶（烊化冲服）12g，川续断、女贞子各9g，墨旱莲12g，炒地榆15g，地骨皮9g，淡青蒿6g。3剂，水煎服。

二诊：1976年3月13日。上方服后血量已减，烦热亦轻，腑气得行，体温37.2℃（腋下），仍口渴；舌红，苔薄黄，脉细略数。已获效机，原法再进。

【处方】当归9g，杭白芍、细生地各12g，炒牡丹皮、炒白术各9g，醋柴胡6g，东白薇、女贞子各9g，墨旱莲、炒地榆各15g，麦冬、陈阿胶（烊化冲服）各12g，淡青蒿6g。3剂，水煎服。

三诊：1976年3月16日。药后下血已止，热清口和，诸症若失，体温36.8℃（腋下）。舌质淡红，舌苔薄白，脉象细弦。嘱每日上午服加味逍遥丸1剂，下午服归芍地黄丸1剂，连服7天，以滋补肝肾，疏肝和营，以为善后之计。

◆解析

本例因新产丧子，日夜悲恸，致郁火动肝，藏血失职，而见恶露增多，胁腹作胀。又

◆读案心悟

因淋漓日久，冲任不固，而致营阴耗损，虚热内生，故见血多色鲜、烦热口干、面色潮红、便秘溲黄等症。治用丹栀逍遥散与保阴煎合方化裁，以疏肝和营，清热养阴，凉血止血，而固冲任。方中当归、白芍、阿胶补血和血以柔肝；柴胡解郁以散火；生地黄、牡丹皮、地骨皮、青蒿等养阴清热以除蒸；女贞子、墨旱莲、川续断等益肾固冲以止血；并加炒地榆、炒黄芩凉血止血，俾阴血得充，郁热得解，血海安宁，冲任内固，而血不妄溢。

【引自】杨建宇，李剑颖，张凯，等.国医大师治疗妇科病经典医案.郑州：中原农民出版社，2013.

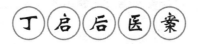

丁启后医案

许某，女，27岁，已婚。初诊：1976年12月31日。患者平素体弱。今已产后66天，恶露仍淋漓不尽，色时红时暗，如屋漏水。现头晕痛，左侧腰痛，腹部无不适感，纳食欠佳，大便结，小便正常；脉沉弦软（脉搏76次/分），舌红，苔灰略黄。诊断为产后恶露不净。

【辨证】气血亏虚，气不摄血。

【治法】健脾益气，补血止血。

【处方】八珍汤加减。甘草3g，白术9g，茯苓9g，益母草12g，当归9g，白芍9g，生地黄炭9g，党参12g，枸杞子12g，续断9g，牛膝9g，棕榈炭18g。3剂。

二诊：1977年1月3日。患者服上方2剂后，恶露即止，头晕痛、腰痛明显减轻，现白带多，大便仍结；脉沉弦软缓（脉搏67次/分），舌质淡红，舌苔黄。守上方去牛膝。3剂。

随访：患者诉服药后恶露止，诸症较前减轻，现月经正常。

◆ 解析 ～～～

◆ 读案心悟

气虚失其统摄之权，故冲任不固，时下血少许，色红。血虚不能上荣于脑，故头晕痛，血虚胞脉失养累及于肾，故腰痛。

丁老抓住时机，见暗色恶露少许，认定是气血虚弱之中兼有瘀血作祟，治宜益气养血，少佐活血之味，方用八珍汤加减。方中党参、白术、茯苓、甘草健脾益气，补生化之源；白芍、生地黄炭、棕榈炭养血止血；枸杞子、续断补肾固冲；当归、牛膝、益母草养血活血祛瘀。全方有补有通，寓驱邪于扶正之中，是扶正祛邪法。

【引自】陈志强.丁启后老师治疗恶露不净临床3例学习探究.江苏中医，1995，12（6）：85.

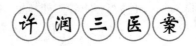

许润三医案

冯某，女，32岁。初诊：1994年5月13日。患者1994年4月14日用米非司酮终止早孕，服药第2天，排出胚胎组织1枚，但阴道出血一直不止，量多。5月3日，注射缩宫素（催产素）10U未效。5月7日大量出血至今，伴头晕、心慌气短、肢麻、舌淡红，苔黄，脉细数。妇科检查：外阴产型，阴道通畅，内有较多积血，宫颈肥大，子宫后位，略大，无压痛，双侧附件未触及异常。查血常规：血红蛋白90g/L，红细胞3.12×10^{12}/L，白细胞6.4×10^9/L，中性粒细胞0.73，淋巴细胞0.27。B超检查：子宫切面内径7.4cm×7.3cm×6.6cm，宫腔内见一个1.8cm×1.6cm大小强光团回声。

【辨证】残胎瘀滞，气血亏虚。

【治法】下胎祛瘀，益气养血。

【处方】生化汤加减。当归24g，川芎9g，益母草30g，桃仁9g，生山楂30g，姜炭6g，三七粉（吞服）6g，黄芪30g，仙鹤草30g，阿胶（烊化）12g，川牛膝9g，党参15g。2剂，每日1剂，水煎，分2次温服。

二诊：1994年5月17日。血止2天，仍感头晕倦怠，心慌气短；舌淡红，苔白，脉虚。B超复查：子宫内径6.1cm×5.7cm×5.1cm，宫腔内未见异常回声。用归脾汤益气养血，以善后调经。

【处方】黄芪30g，党参15g，白术12g，广木香9g，炙甘草6g，酸枣仁15g，远志9g，当归12g，茯苓9g，龙眼肉12g，阿胶（烊化）12g。10剂。

随访：月经正常，无何不适。

◆ 解析

患者年龄偏大，体质较差，药物流产后，排瘀乏力，胎瘀残留胞内，血不循经，以致出血近月不止。气虚不摄血故气短出血增多。血亏不能养心则心慌，上不荣清空而头晕。气血亏虚，经脉不充，故肢麻，舌淡红，脉细而急。其证虽虚象较为明显，然而胎瘀残留为出血之本。"治病必求其本"，因而用生化汤加生山楂、益母草、牛膝以祛瘀下残胎；用黄芪、党参益气摄血且助下瘀之力；阿胶养血固冲，配三七粉、仙鹤草化瘀止血，以防出血再增，免致虚脱。如是，祛瘀不伤正，止血不留瘀，扶正祛邪，标本兼治，果获速效。瘀下血立止，其虚难即复，用归脾汤益气养血。脾气健，化源得复，心血充，神志安宁，诸症除而获康复。

◆ 读案心悟

【引自】王清. 妇科专家卷·许润三. 北京：中国中医药出版社，2013.

张珍玉医案

名医小传

张珍玉，1920年11月出生于一个中医世家，16岁中学毕业随父习医。在其父指导下，对中医经典著作手不释卷，奠定了深厚的理论基础。以后悬壶济世，成为当地家喻户晓的名医。1980年晋升教授，1986年经国务院批准为博士研究生导师。多次参加全国中医教材的撰写。

周某，女，33岁。初诊：1998年11月6日。患者诉药物流产后恶露1个月未净。B超检查：宫内有积血，未见残留胚胎组织。服中药数剂，血量反而增多。因不愿诊刮来就诊。当时阴道大量出血，色鲜红，有血块，腹不痛，伴头晕神倦，面色萎黄，乳房略胀；舌淡红，苔薄，脉虚疾。

【辨证】气血亏虚，冲任不固兼夹瘀血。

【治法】益气养血，化瘀固冲。

【处方】生化汤加味。党参15g，黄芪30g，当归24g，川芎9g，桃仁9g，甘草6g，姜炭6g，仙鹤草15g，柴胡9g，蒲黄炭9g，白芍9g。1剂。

嘱失血过多时随诊。

二诊：1998年11月7日。阴道出血明显减少，仍有头晕神倦，脉舌如上。守原方2剂。

三诊：1998年11月10日。阴道出血不多，精神略有好转，头晕、头痛，面色萎黄，乳房略胀。舌淡暗红，苔薄，脉虚疾。改用八珍汤加味。

【处方】黄芪30g，党参5g，茯苓9g，生地黄炭12g，熟地黄15g，炙甘草6g，白术15g，当归9g，白芍9g，川芎9g，柴胡9g，蒲黄炭9g，阿胶（烊化）12g。5剂。

1个月后患者来院相告，药服完后血止，身体逐渐恢复。

◆解析

药物流产效果好，痛苦小，简便易行，患者多愿意接受。可是出血量多，出血时间长

◆读案心悟

是其主要的不良反应，临床较常见。引起出血的主要原因为不全流产、子宫复旧不全、感染等。本例患者素体虚弱，药流后子宫复旧不全以致出血月余不止。大量出血，属气虚不摄、冲任不固。其血色鲜红、头晕神倦、面色萎黄、舌淡红、脉虚等疾为气血亏虚，机体血脉失于充养而然。然而张老于一派虚象之中，抓住乳胀一症为气郁夹瘀之征。如此气虚出血，冲任不固，又无腹痛，B超检查也未见残留胎物，何瘀之有耶？因离经之血留而成瘀，B超揭示宫内积血是也。血积宫内部分成瘀，冲脉不利，故作乳胀。其治先用生化汤使子宫加强收缩，排出宫内积瘀；加党参、黄芪摄血固冲、益气逐瘀；用柴胡、白芍养血调冲；蒲黄炭、仙鹤草化瘀止血。3剂后瘀下而出血减少。其气血未复，冲任未固，则血未止，伴发症状未除，即改用八珍汤加黄芪、阿胶益气养血、固冲止血；加柴胡、蒲黄炭调冲止血以防留瘀。5剂即冲固血止，诸症渐除即愈。本例若非造诣精深，辨证则难察秋毫；不是经验丰富，施治则难成竹在胸。

【引自】姚乃礼，王思成，涂春波. 当代名老中医典型医案集（第2辑）·妇科分册. 北京：人民卫生出版社，2014.

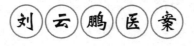

刘云鹏医案

陈某，女，32岁，已婚。初诊：1991年7月20日。患者人工流产后阴道出血21天不尽，曾服生化汤、黑蒲黄散及注射缩宫素等，量减而未止。昨日出血增多，色暗，小腹隐痛，腰酸，胸闷，纳呆倦怠，小便频数短黄；舌暗红苔灰，脉缓。周前妇科检查：阴道有少量血液，宫颈光滑，子宫后位，正常大小，有轻压痛，双侧附件稍增粗，未触及包块。B超提示宫腔有少量积血，右侧附件囊性包块（2.4cm×2.2cm）。

【辨证】脾虚血亏，湿热瘀血阻滞胞宫。

【治法】健脾除湿，清热养血活血。

【处方】当归芍药散加味。当归12g，赤芍、白芍各15g，白术9g，川芎9g，茯苓9g，败酱草30g，泽泻9g，益母草15g，滑石30g，蒲公英30g，红藤15g，黄芩9g，牛膝12g，炒贯众15g。5剂，水煎服，日1剂。

二诊：1991年7月25日。上药服完后血止，小腹有时隐痛，小便正常，腰酸除，纳食增，舌脉如前。守上方继进5剂。

三诊：1991年8月1日。腹痛止，妇科检查及B超复查未见异常，出院。

◆ 解析

患者人工流产后，胞脉受损，瘀留胞宫，应属必然。其服生化汤等活血化瘀，注射缩宫素缩宫排瘀，一般而言，恶露应该干净。其不但未尽，反而增多，色暗，乃胞宫损伤未复，加之患者为脾虚之体，人工流产后重伤其血，湿热之邪乘虚侵入，与胞宫未尽之瘀相蕴结，新血不循经而妄行之故。故以为是湿热之证，腰痛、小便频数短黄、苔灰、脉缓是也。小腹隐痛、纳呆倦怠乃脾虚血少之象，舌暗红为瘀热之征。当归、芍药散出自《金匮要略》妇人妊娠篇和妇人杂病篇，为治"妇人妊后腹中痛""妇人腹中诸疾痛"之方。刘老借用于本例之恶露不净，主要是针对其脾虚血亏病机，取其健脾养血之功。用滑石以增利湿之力，使湿去热孤。再用黄芩寒以清热苦以燥湿，湿热自可清利。败酱草、红藤、益母草、牛膝等清

◆ 读案心悟

除胞宫冲任之湿热瘀血；炒贯众清热止血。如此虚实错杂之证，非经验丰富、善于临证变通者难获此速效。

【引自】黄缨.刘云鹏妇科医案医话.北京：人民卫生出版社，2010.

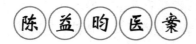

李某，女，28岁。初诊：1994年11月18日。患者1994年10月25日用米非司酮终止早孕，服药第3天，排出胚胎组织1枚。第5天出现腹痛、发热。某医院诊断为"急性盆腔炎"，用西药抗感染治疗5天，热退痛止，但阴道持续中等量出血至今未止，近日增多，伴口渴、便结；舌暗，苔黄腻，脉弦数。B超检查：宫腔内有1.6cm×1.4cm强光团回声。诊断为药物流产后恶露不净。

【辨证】残胎化热，血不循经。

【治法】下胎祛瘀，清热止血。

【处方】生化汤加味。益母草30g，当归30g，柴胡9g，川芎9g，蒲黄炭9g，赤芍15g，桃仁9g，酒大黄9g，败酱草30g，红藤15g，黄芩9g，姜炭6g，生山楂30g。4剂，每日1剂，水煎，分2次温服。

二诊：1994年11月23日。服药后，从阴道掉出小片组织数枚，出血明显减少，患者以为残胎已下，出血将净而停止诊治，但每天仍少量出血。自服消炎、止血西药1周未效，至今不止，伴轻度腹痛，舌脉如上。是日B超复查：宫腔内有0.8cm×1.5cm强光团回声。此为残胎去而未尽。继续祛瘀清热为治，原方加三棱、莪术各12g，4剂。

三诊：1994年12月2日。服上药3剂血止，腹痛除，现无明显不适；舌暗，苔黄，脉弦。再查B超：宫腔内未见异常光团回声。妇科检查：外阴（－），阴道（－），宫颈轻度糜烂，子宫后位，常大，不活动，压痛（＋），双附侧件（－）。治以清热疏肝活血，方用柴枳败酱汤加减。

【处方】柴胡9g，枳实9g，赤芍15g，蒲公英30g，红藤30g，牛膝9g，桃仁9g，败酱草30g，丹参20g，酒大黄9g，甘草6g。10剂。

四诊：1994年12月20日。患者现无不适，舌暗苔薄，脉弦。妇科检查：

子宫压痛（–），双侧附件（–）。告愈。

◆ 解析

患者属下焦瘀热之身，药物流产因瘀而滞，因热致重，以致残胎下而不尽，邪入化热，加重瘀热蕴结而发热，口渴，腹痛便结，舌苔黄腻，脉弦数。

患者瘀热并重，治应祛瘀、清热并举。用生化汤加益母草、赤芍、生山楂、蒲黄炭活血祛瘀；用败酱草、红藤、黄芩、大黄、柴胡清热解毒。药后瘀血得下，其热渐清，若乘胜追击，可迅速告捷。但患者误认为出血将净，即可获愈而停止诊治，以致残瘀余热未尽，腹痛出血不止。二诊以原方加三棱、莪术旨在祛瘀务尽，腹痛恶露可止。三诊时果然血止痛除。B超复查宫内已无残留胎物，妇科检查见子宫压痛（＋）。此乃瘀热尚未全解，用柴枳败酱汤加减10剂，瘀化热清而愈。

【引自】姚乃礼，王思成，涂春波. 当代名老中医典型医案集（第2辑）·妇科分册. 北京：人民卫生出版社，2014.

◆ 读案心悟

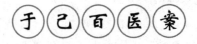

向某，女，24岁。初诊：1992年9月28日。患者于1992年7月2日分娩，至今恶露不净，偶有血止，然3～5天后复出血，服"八珍益母丸""宫血宁"及西药抗感染治疗未效。诊前服生化汤加养血清热药4剂，昨日出血增多，色红有块，右侧少腹略痛；舌红略暗，苔灰黄，脉弦软（脉搏92次/分）。诊断为产后恶露不净。

【辨证】热郁胞络，血虚血瘀，冲任不固。

【治法】清热养血，化瘀止血。

【处方】芩连四物汤加味。黄芩9g，黄连9g，当归9g，炒贯众30g，白芍15g，生地黄9g，黄檗9g，阿胶12g，牡丹皮9g，青蒿9g，益母草15g，川芎9g，蒲黄炭9g，仙鹤草15g。5剂。水煎服，每日1剂，分2次服。

1年后因"上环"不适来诊，告知当时药完血止，无任何异常。

◆ 解析

患者产后恶露不净近3个月，曾用西药抗感染治疗及服生化汤加养血清热之剂等未效。其出血多，色红，脉弦数，显系热郁胞络，血热妄行，冲任不固使然。少腹略痛、舌暗乃瘀血内阻，气血不畅之故。

该例以热为重，其瘀不甚，因在产后，加之出血日久，阴血亦虚，治当以清热为主，辅以化瘀、养血，用芩连四物汤加减为治。方中黄芩、黄连、黄檗苦寒坚阴（蜜丸名三补丸）；生地黄、牡丹皮、炒贯众清热凉血止血；四物汤、阿胶养血固冲；益母草、蒲黄炭配当归、川芎以化瘀止痛止血。仅5剂即热清瘀化，血止病除。本例辨证立法思路清晰，遣方用药主次分明。

【引自】高新彦，袁惠霞.古今名医妇科医案赏析.北京：人民军医出版社，2006.

◆ 读案心悟

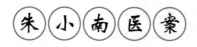

朱小南医案

邵某，24岁，已婚。初诊：1962年12月20日。产后2月余，腰酸肢软，恶露淋漓不断，头目昏花，乳水不足。面色萎黄，产后恶露未断已60余天，腰酸肢软，精力倦怠。前曾用药奏效不显，观前用药，多为补涩之品。恶露颜色仍红，脉细软稍带弦涩，唯小腹间略有坠胀而无痛感。

【辨证】气血亏虚，冲任不固。

【治法】固肾养血，祛瘀。

【处方】潞党参6g，黄芪6g，熟地黄9g，赤芍6g，杜仲9g，续断9g，白术6g，陈皮6g，地榆炭12g，五灵脂（包煎）9g，茯苓9g。

二诊：1962年12月23日。据称服药后恶露渐少，时下时停，腰部仍感酸楚，小腹下坠感则已消失。按脉细迟，已无弦象。治拟固奇经补气血法。

【处方】黄芪9g，当归9g，熟地黄9g，淫羊藿12g，巴戟天9g，狗脊9g，炒阿胶9g，赤芍6g，白术6g，炮姜炭2.4g，黑地榆12g。

三诊：1962年12月26日。喜称恶露于前日起停止，观2天来未见红，仅略感腰酸，尚有带下。治用固肾健脾养血束带法。

【处方】怀山药9g，焦白术6g，陈皮6g，地榆炭12g，杜仲9g，狗脊9g，五味子4.5g，金樱子9g，熟地黄9g，制何首乌9g，椿根皮12g。

◆ 解析

妇人分娩后，即有恶露，正常1个月内停止，知逾1个月以上，仍是淋漓不绝，乃属病态。《妇人良方》认为："产后恶露不净者，盖因伤经血，或内有冷气，而脏腑不调故也。"这是指虚证而言，气血虚弱，冲任不固，子宫收缩乏力，复旧不全，以致淋漓不断，影响健康。本例为恶露2个月未停，有腰酸头眩等诸般虚象，前医用补涩而未效。乃详察其症，脉虽细软但稍带弦，小腹略有坠胀，说明仍有少些瘀血滞留，瘀血不去，新血不能归经。所以在补虚药中，酌加五灵脂、赤芍等1～2味行血祛瘀药，一方面排出瘀块，另一方面补气固肾以帮助胞宫恢复原状，增强固摄能力，服后恶露大减。二诊乃以补气血、益肝肾

◆ 读案心悟

为主，而行血之品，仅加赤芍一味而已。至于增炮姜炭，以其温经止血，帮助固摄经血，针对脉象细迟而设。三诊时恶露已停，略有带下，乃用补脾益血，恢复其健康。

【引自】朱南孙，朱荣达.朱小南妇科经验选.北京：人民卫生出版社，2006.

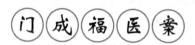

门成福医案

刘某，27岁。初诊：1982年2月26日。主诉：恶露不净已3个月。现病史：3个月前曾孕7个月行引产术，术后即恶露不净，量多，色紫，服药无效。2个月后又去县医院做了清宫术，清宫后其出血量稍减，但仍不止，色紫暗，有血块，腹疼痛，又欲饮食，自汗出，时有鼻衄，面黄无华；舌质暗，苔白，脉虚弱。诊断：恶露不净。

【辨证】血瘀寒滞经脉。

【治法】活血化瘀止血。

【处方】生化汤加减。当归15g，川赤芍12g，桃仁12g，炮姜6g，丹参30g，益母草25g，香附12g，海螵蛸12g，茜草12g，黑山楂15g，黑荆芥6g，黄芪30g，炒红花15g，甘草6g。3剂。

二诊：1982年3月1日。服上方后，其恶露量已大减，腹痛减轻，仍自汗，饮食欠佳；舌质稍红，苔薄白。因患者自觉病情已基本痊愈，要求回老家调养，巩固其疗效，继续上方加理气和胃之品以善其后。

【处方】当归12g，香附15g，海螵蛸15g，茜草12g，黑荆芥6g，黑山楂15g，黄芪30g，陈皮12g，玄参15g，牡丹皮12g，甘草6g。3剂。

◆解析

患者恶露色紫有块，舌质暗，瘀血内阻，经脉不通，不通则痛故腹痛；血去过多，气随

◆读案心悟

血去，气血虚弱，不能上营于面则面黄无华；脾胃虚弱，运化失常则不思饮食；气虚卫外不固则汗出。生化汤，活血化瘀，止痛；丹参、益母草、海螵蛸活血化瘀，收敛止血；黑山楂、黑荆芥取其黑入血分以止血，山楂还有消食和胃之功；当归、黄芪同用以双补气血；香附理气止痛，为妇科之要药；甘草调和诸药。诸药合用，使瘀血去新血生，经脉通畅，故恶露、腹痛随减大半。二诊望其舌质红，故去炮姜，加玄参以滋阴增液止血，加陈皮以理气和胃，以顾后天之本。

【引自】门成福．门成福妇科经验精选．北京：军事医学科学出版社，2005.

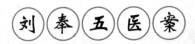

刘奉五医案

娄某，26岁。初诊：1974年4月16日。主诉：产后阴道出血4个月。现病史：患者为过期妊娠，足月产后4个月，一直阴道出血，血量时多时少，色红或黑红，有大血块或黄带，伴有腰酸，流血多时则下腹痛，大血块流出，腹痛稍缓解，纳食尚可，二便自调，舌质暗淡，脉弦滑略数。西医诊断：产后子宫复旧不全。

【辨证】产后血瘀内停，恶露不净。

【治法】活血化瘀，调经止血。

【处方】当归9g，川芎6g，桃仁3g，红花3g，延胡索9g，没药3g，炮姜9g，五灵脂9g，小茴香6g，蒲黄炭9g。

二诊：1974年4月19日，服上方3剂后，阴道出血已止，仅有少许粉色白带，腰已不酸，精神尚好。上方继服2剂。

三诊：1974年4月22日。服药4剂后，粉色白带已止，但见白带量多而清稀，脉弦滑无力。拟以健脾益气、升阳除湿之法，以巩固疗效。

【处方】党参9g，白术9g，柴胡4.5g，炒荆芥穗4.5g，陈皮6g，车前子9g，白芍12g，炙甘草6g。

◆ 解析

患者过期妊娠足月产后，阴道出血已持续4个月，出血时间亦长，血量时多时少，其流血多时有下腹痛，且大血块流出后，腹痛稍缓解；舌质暗淡，脉弦滑，此案亦虚实夹杂。治宜补气养血为主，还是活血化瘀为主，就要根据患者临床症状综合判断。唯有腰酸、舌质淡是虚证表现；查其纳食尚可，二便自调，乃脾胃尚固；又见脉实，血块流出后，腹痛缓解，属于实证表现；可见实多虚少，尚可攻伐。所以刘老毅然以活血化瘀通络为主，方用少腹逐瘀汤去赤芍、肉桂（官桂），以防活血太过。3剂药后，瘀祛新生，阴道出血已止。进而以健脾益气，升阳除湿收功。先逐瘀后扶正，先后有序治之。

◆ 读案心悟

【引自】北京中医医院北京市中医学校. 刘奉五妇科经验. 北京：人民卫生出版社，2006.

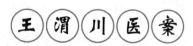

王渭川医案

袁某，27岁。初诊：1978年4月6日。症状：产后20多天，腰酸痛，小腹胀，恶露淋漓不止，自汗出，口味不开，纳食少，睡眠差，梦多，小便色黄，口干，喜饮水；脉弦数，舌质红，无苔。诊断：产后恶露不净。

【辨证】血热气滞，冲任亏损。

【治法】养阴清热，理气调冲止血。

【处方】生地黄12g，熟地黄12g，白芍12g，麦冬15g，山药20g，连翘12g，炙香附10g，台乌10g，木香6g，女贞子20g，墨旱莲24g，海螵蛸15g，茜草根15g，冬瓜子20g，砂仁3g。

上方服2剂，产妇自觉舒服多了。连服6剂，诸症均解。

◆ 解析

　　患者产时婴儿已死亡（病案中虽未记载，但从其讲叙中得知），肝气郁结，郁久化热；加之产时出血，伤阴耗液，导致阴血匮乏，阴虚生内热；肝木克脾土，肝郁则脾失健运，脾失统摄，出现自汗出，口味不开，纳食少；口干，喜饮水，无苔为阴虚之征；热扰心神则眠差梦多；尿黄，舌质红，脉弦数为郁热之象。方用炙香附、台乌、木香、山药、砂仁疏肝解郁，健脾开胃；生地黄、熟地黄、白芍、麦冬、女贞子、墨旱莲养阴清热；连翘、海螵蛸、茜草根清热散结，收摄止血；冬瓜子利小便，使热随小便而去。由于辨证准确，用药恰当，故疗效显著。

【引自】王渭川．王渭川妇科治疗经验．成都：四川人民出版社，1981．

◆ 读案心悟

第九章　急性乳腺炎

　　急性乳腺炎是由细菌感染引起的乳腺组织急性化脓性病变，多见于哺乳期和初产后3～4周的妇女，由致病菌金黄色葡萄球菌、白色葡萄球菌和大肠埃希菌引起。病初仅表现为乳房部红肿热痛，如处理不及时，可形成脓肿、溃破或瘘管。常伴有皮肤灼热、畏寒发热、患乳有硬结触痛明显、同侧腋窝淋巴结肿大等症状。

　　中医学称本病为"乳痈"，又名"吹乳"。哺乳期发生者称外吹乳痈，妊娠期发生者称内吹乳痈。临床可分为乳汁淤积、热毒酿脓、溃后正虚三种证型。①乳汁淤积型：症见乳房胀痛，皮肤不红或微红，排乳不畅，可扪及大小不等的结块，压痛，伴恶寒发热，头身疼痛，大便干结；舌淡红，苔薄白，脉浮数。治宜疏风清热、通乳散结。②热毒酿脓型：症见乳房红肿灼热，疼痛较甚，或有跳痛，全身高热，烦躁，口渴引饮，纳谷不香，大便秘结，小便黄赤；舌红，苔黄，脉滑数或弦数。治宜清热解毒、托里透脓。③溃后正虚型：症见乳痈溃后，脓泄热退，局部疮口脓液稀薄，肉芽不鲜，生长缓慢，面色少华，乏力；舌淡，苔薄，脉细数。治宜扶正补虚、活血生肌。

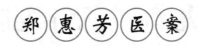

郑惠芳医案

徐某，女，32岁。初诊：2008年11月8日。患者双侧乳房胀痛1个月，生气后加重，曾服中药7剂，加重，自觉乳房肿胀。昨日于某医院检查诊为：①双乳纤维束性改变；②左乳密度增高，皮肤增厚，考虑炎性病变。血常规检查：白细胞计数11.9×10⁹/L。刻下：双侧乳房胀痛，生气后加重。月经5天/28天，量、色可。舌红，少苔，脉细弦稍数。

【辨证】肝气郁结，气血瘀滞。

【治法】疏肝清热，通乳消肿。

【处方】①内服方：柴胡10g，生石膏15g，黄芩9g，当归10g，瓜蒌仁12g，王不留行15g，天花粉10g，漏芦10g，僵蚕10g，香附12g，连翘15g，赤芍10g，甘草6g。4剂，水煎服，日1剂。

②外用方：青黛粉30g，大黄粉20g，白芷粉15g。水调外敷。嘱调情志，忌辛辣刺激之品。

二诊：2008年11月12日。左乳房痛缓解，仍触硬热，汗较多；舌质红，舌苔薄白，脉象弦略数。乳房疼痛缓解，说明瘀滞稍通，但热象仍显，乳房触热，热迫津出则汗出。上方基础上加金银花30g清热解毒，白芷9g，浙贝母9g消痈散结。3剂，水煎服，日1剂。嘱外敷方继用。

三诊：2008年11月15日。乳房硬块缩小，痛减轻，月经于11月11日来潮，超前3天，量可，无腹痛；舌红，苔薄白，脉右稍弦。结块缩小，痛减，继以活血祛瘀、疏肝通络，上方再加丝瓜络10g以行气通乳络。4剂，水煎服，日1剂。

四诊：2008年11月19日。乳房硬块缩小，疼痛甚微，局部无热，曾于某医院B超示双侧乳腺浆细胞性乳腺炎，并左侧乳腺脓肿形成；舌质红，舌苔薄白，脉象沉。各项症状均好转向愈，检查示乳腺脓肿形成，说明瘀热欲随脓肿而下。上方加冬瓜仁15g利湿排脓，桃仁9g祛瘀通络，使瘀热有去路。3剂，水煎服，日1剂。

五诊：2008年11月26日。乳房硬块缩小，无疼痛，无灼热感及触痛；舌

妇科病

名医验案解析

质红，舌苔薄白，脉象右寸滑。患者已基本痊愈，上方4剂继用巩固疗效。

◆ 解析

本病多见于中青年妇女平素情志不遂、肝气郁结者，肝郁则气机疏泄失常，气血瘀滞，结而成块，情绪影响则胀痛不舒。瘀久化热，可有疼痛难忍，进而化脓溃破。舌苔、脉象均可见瘀热之象。治疗上内服配药粉外敷，可谓内外夹攻，使瘀热之邪无从作祟。柴胡、香附疏肝解郁；黄芩、石膏、天花粉、僵蚕、连翘泻热；当归、赤芍活血祛瘀；瓜蒌仁、王不留行、漏芦、僵蚕疏通乳络；外敷以青黛粉、大黄粉、白芷粉清热疏肝。治疗大法切合病机，疾病向愈。

【引自】叶青.郑惠芳妇科临证经验集.北京：人民卫生出版社，2013.

◆ 读案心悟

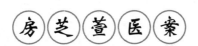

房芝萱医案

张某，女，24岁。初诊：1973年4月18日。患者于产后24天，突然恶寒发热，右乳房胀痛，经医院检查诊断为"急性乳腺炎"，曾注射青霉素、链霉素，未见好转，发病第2天，来我院就诊。当时仍觉恶寒发热，恶心，纳呆，口干口渴，心烦不安，大便干燥，小便黄赤；舌质红，苔黄腻，脉弦数。就诊时查：体温38.6℃，面色潮红，呼吸急促，右乳内上方有11cm×9cm肿块，皮色微红，压痛拒按，无波动感，右腋下淋巴结肿大、压痛。血常规检查：白细胞$22.6×10^9$/L，中性粒细胞0.84。

【辨证】毒热壅阻乳络，发为乳痈。

【治法】清热解毒，理气活血，通乳散结。

【处方】金银花24g，连翘15g，蒲公英24g，赤芍9g，陈皮9g，竹茹9g，枳壳9g，漏芦9g，通草6g，大黄6g，薄荷9g，黄连6g。每日1剂，水煎服。

且患乳用温湿药热敷，行乳房按摩，红肿处外敷芙蓉膏。

二诊：服药3剂，发热已退，体温36.9℃，右乳房肿块缩小至4cm×2cm，恶心止，纳增，口渴好转，大便通，小便微黄；舌苔薄黄，脉弦滑。

【处方】金银花24g，连翘15g，蒲公英24g，赤芍9g，陈皮9g，竹茹9g，漏芦9g，通草6g，当归尾9g，猪苓9g，天花粉12g，玄参15g。

三诊：右乳块已消退，右腋下淋巴结肿大已消失，无其他不适；舌苔薄黄，脉弦滑。继服前方3剂以巩固疗效。

◆ 解析

患者系因产后气血多虚，又因阳明胃热上蒸，经络阻隔，乳汁内壅，瘀滞成块，郁久化热，毒热炽盛，已有乳败肉腐成脓之势。治以清热解毒为主，力争内消。方中金银花、蒲公英、连翘清热解毒、散结消肿；赤芍凉血活血；枳壳、陈皮疏肝理气；黄连、竹茹清胃热、降逆气；漏芦、通草通乳、散瘀、消肿；薄荷辛凉解表；大黄荡涤胃肠之积滞。房老认为，患者虽产后体虚，但是邪实热炽，枳壳、大黄降气通下之属，旨在攻邪，邪祛才能正安。另外，配合外治法，疏通瘀乳，化滞散结。复诊时病情明显好转，但觉口渴、尿黄，故加用天花粉、玄参养阴清热，佐以猪苓利尿，顺利治愈。

【引自】北京中医医院.房芝萱外科经验.北京：北京出版社，1980.

◆ 读案心悟

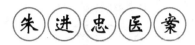

朱进忠医案

潘某，女，29岁。初诊：1973年9月10日。左乳化脓溃破已2个月。第2胎产后4个月，于2个月前左乳内侧肿胀、疼痛，诊为"急性乳腺炎"，经抗生素等西医治疗无效，化脓自溃，溃后热渐退，疼痛等症也逐渐消失，但破口始终不愈，乳汁似有若无，全身无力，气短不眠，食欲缺乏，便溏。检查：慢性病容，形体消瘦，语音低微，二目无神，颜面无华，指甲苍白，左乳内侧可触及肿块，大小约占乳房内侧的3/4，表面不红，皮温不高，质硬；疮口塌陷，脓稀色灰，其味腥秽；探针检查，斜行探入7cm深；舌苔薄白，脉沉而细。

【辨证】气血两亏，脾虚胃弱。

【治法】气血双补，扶脾开胃。

【处方】生黄芪24g，党参18g，茯苓15g，白术12g，当归12g，连翘9g，赤芍9g，白扁豆15g，山药12g，陈皮6g，鸡内金9g，生谷芽、生稻芽各18g。水煎服，每日1剂。

外用甲字提毒粉干撒疮口，外贴痈疽膏。

二诊：服药20余剂，自觉体力好转，食欲增进，大便变稠，两日一解，量不多；左乳症状如故。拟以温化寒湿、补益气血为法。

【处方】麻黄6g，甘草3g，大熟地黄18g，炮姜9g，肉桂9g，鹿角胶1g，生黄芪24g，党参18g，白芥子12g，茯苓15g，白术12g，当归12g，赤芍9g。

外贴阳和解凝膏。

三诊：服上方15剂，精神气力均见好转，食欲、二便正常，乳汁已通，量已够喂养婴儿。左乳乳汁较少，其内侧块变硬，疮口已有轻度疼痛感，疮口红活高起，有新生肉芽，瘘管变浅（深5cm），脓汁黄稠。上方加白芷9g，桔梗9g。

外用甲字提毒粉，用棉捻上药，外贴阳和解凝膏。

四诊：疮口肉芽新鲜，瘘管深1.5cm，脓已少，左乳硬块范围已小并继续变软。继以益气养血，健脾生肌。

【处方】生黄芪18g，茯苓15g，白术12g，甘草3g，当归12g，赤芍9g，太子参18g，白芥子9g。

五诊：疮口内芽已平，已有新肉上皮。患者面色红润，全身情况良好，改为每早服八珍丸2丸，每晚服人参养荣丸2丸。

外用生肌粉、吃疮粉各半，混匀干撒。疮面愈合，临床痊愈。

◆ 解析

◆ 读案心悟

患者原为"乳痈"，日久正气耗伤，已发展成为"乳痨"。局部肿块不红不热，疮口塌陷，脓稀色灰，均为乳痨之象。乳痨属"阴疽"的范畴，说明本证已由阳转阴。故治宜大补气血，扶脾开胃，以治后天之本，接济气血之湖。方中生黄芪、党参、当归补益气血；茯苓、白术、白扁豆、山药、生谷芽、生稻芽、鸡内金扶脾开胃以实后天；赤芍、陈皮活血宽中利膈；连翘清解余毒。药后，虽体力好转，食欲增加，气血有所康复，但是湿寒凝滞，非回阳托里不能温化。故用阳和汤加生黄芪、党参、当归补益气血，加茯苓、白术健脾益胃，佐以赤芍活血。外用阳和解凝膏温化寒湿，解凝散结，内外兼治，相辅相成。三诊时已有回阳之象，乘势加入桔梗、白芷托里之品，外用甲字提毒粉化腐生肌，加速疮口愈合。四诊时阳回寒化凝散，再以气血双补之法，促进生肌收口。方中当归、太子参、生黄芪双补气血；茯苓、白术健脾生肌；佐白芥子温通腠理；赤芍活血，药少而力专。通过本例乳痈由阳转阴，又使之由阴回阳而治愈的过程，体现了朱老医师辨证施治的思维方法和实践经验。

【引自】朱进忠. 中医临证经验与方法. 北京：人民卫生出版社，2005.

文琢之医案

陈某，女，28岁。初诊：1963年1月。左乳红肿、疼痛伴乳汁不通3天。产后12天，体壮乳丰又兼营养过优，使乳汁过多过浓未及时排通而红肿、疼痛、灼热，头痛，发热恶寒，食不下、夜不眠，大便3日未解，舌苔干黄，质红，脉洪数。诊断：乳痛（外吹乳痛）。

【辨证】肝郁胃热，乳络不通。

【治法】疏肝通络，清热除湿，调和营卫。

【处方】瓜蒲通络汤加味。全瓜蒌30g，丝瓜络9g，鹿角霜24g，浙贝母12g，柴胡9g，青皮9g，乳香、没药各9g，香附9g，青木香9g，大木通9g，夏枯草18g，蒲公英30g，忍冬藤30g，连翘10g，冬瓜仁30g，大黄10g。2剂（每日1剂务尽）。

名医小传

文琢之(1911—1991)，男，四川省射洪县人。10岁即从师四川名医释灵溪大师，继承了大师治疗内、外科病症和杂症经验，以及各种膏丹丸散的制作技术。1925年，在成都开业行医，继又考入成都中医学院深造，毕业后又执医于成都。曾担任过《健康报》《四川医药特刊》《四川省医药学技术研究会特刊》主编。

外治：用金黄散外敷患处。用三角巾托起乳房以减少运动，而少痛苦。

二诊：4天后患者来复诊，精神萎靡，发热，呻吟不休，痛苦难言。询问方知，前方仅服小半碗自觉无效，听说针灸效神，遂去某医院针灸，加服三黄解毒汤，加石膏重剂内服，1剂后，痛增而反下利清水，饮食锐减。又改医他处服逍遥散，外敷冲和膏则病势日增，疼痛昼夜不安而复来诊。患处红肿而灼热、硬，不可近手；舌苔干黄，质红，脉洪数。此乃苦寒过甚，气血凝滞而症加剧。仍守前方加穿山甲，而重用木香、青皮以行气攻托，加怀山药30g以助胃气，连服2剂。外用金黄散敷贴患处，留顶。

三诊：2剂后精神好转，腹泻已止，解燥便甚多，心烦已消失，热退眠可；舌苔渐化，脉仍数弦。查其乳房已有一点变软，仍守上方，内服2剂。外用金黄散留顶围敷。

四诊：脓熟穿溃，流出脓液一碗多（约500mL），神清气爽，欲食能眠，身凉脉静，苔薄白，唯口干。胃阴已伤，用益胃汤加黄芪、当归、蒲公英、牡丹皮内服。外用消毒后的纱条引流，五妙膏贴。

溃后外用三仙丹纱条引流，脓腐尽，改用海浮散外盖五妙膏，溃后半个月而愈。

◆解析

本案为外吹乳痈，因肝郁胃热、乳络不通所致，治以疏肝通络、清热除湿、调和营卫之瓜蒲通络汤加味。方中瓜蒌疏肝解郁，宽胸开痞通络；配蒲公英消散气滞，清解血毒；鹿角霜推陈除积功最强，故能止痛消肿，且以甘温之性以正瓜蒌、蒲公英之微寒，配丝瓜络行乳调和营卫；浙贝母宣气开郁化痰散结；青皮、青木香行气散结，香附镇痛消肿；乳香、没药行气活血止痛；夏枯草疏利肝胆郁火，散结和阳养阴；大木通通血络疏乳络，利三焦水道，使毒邪从小便而解。配合金黄散外敷，病情好转，脓肿成熟，溃后胃阴损伤，又改益胃汤加味益胃生津，兼清余热而愈。

【引自】艾儒栎. 文琢之中医外科经验论集. 重庆：科学技术出版社重庆分社，1982.

◆读案心悟

第十章 月经不调

　　月经不调，泛指各种原因引起的月经改变，包括月经的周期、经期或经血量发生的异常改变。大多数妇女28～30天行经1次，提前或延后7天内属正常。月经期持续时间一般为3～7天，1次月经出血量30～50mL，如果超出了这个范围，就应视为异常。导致月经不调的原因有两类，一是由于神经内分泌功能失调，也称功能性子宫出血；二是由器质性病变或药物等引起，如生殖器官局部的炎症、肿瘤及发育异常、营养不良、颅内疾患、糖尿病、希恩综合症、肝脏疾病、血液病，或使用治疗精神病的药物，均可引起月经不调。

　　月经不调包括月经先期、月经后期、月经先后无定期、经期延长、月经过多、月经过少等。

　　中医学认为，月经不调主要是因七情所伤、外感六淫、先天肾气不足、多产、房劳，劳倦过度等引起，致使脏气受损，肾、肝、脾功能失常，气血失调，冲任二脉损伤。临床治疗常采用补肝肾、益冲任、调理气血等法。

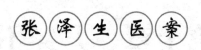

张泽生医案

赵某，女，23岁。初诊：1977年12月31日。停经2个月，腰酸不适，曾在某医院检查为子宫发育不全。平时性情抑郁，每次月经来潮时，两乳作胀疼痛；脉细弦，舌质偏紫。肝郁气滞，月经不调。

【辨证】气滞血瘀。

【治法】疏肝理气，活血调经。

【处方】醋柴胡5g，全当归9g，杜红花9g，白蒺藜12g，制香附9g，广木香5g，刘寄奴15g，川牛膝9g，桑寄生15g，泽兰叶15g，京三棱9g。

二诊：1978年1月7日。服上药后，月经行而不畅，腰酸，少腹胀痛，有时头晕、心慌，平时白带多。血虚气滞，肝脾不调。

【处方】全当归9g，醋柴胡5g，炒白术9g，炒川芎5g，大白芍9g，紫丹参15g，杜红花9g，单桃仁9g，煨木香5g，生香附9g。

三诊：1978年1月28日。最近2天，左乳房胀痛，平时月经不正常，白带多；脉沉细，舌质偏紫。血不养肝，肝气郁结。拟调血理气疏肝。

【处方】全当归9g，紫丹参15g，大白芍9g，白蒺藜12g，制香附9g，大川芎5g，单桃仁9g，杜红花9g，炒白术9g，陈艾绒5g，佛手片5g。

四诊：1978年2月25日。服药后月事按期来潮，但腰部酸痛，经前乳房胀痛，兼有白带；脉弦细，舌红，苔黄。血虚气滞，治拟养血柔肝、兼调冲任。

【处方】全当归9g，炒川芎5g，单桃仁9g，杜红花9g，醋柴胡5g，川楝子9g，制香附9g，青木香5g，杭白芍9g，月月红3朵。

半年后去信追访，复信谓每月经事如期而至，除月经前自觉乳房作胀外，余均正常。

◆ 解析

本例月经不调，经停2个月未至。方中红花、三棱、泽兰、牛膝、刘寄奴均有活血通经之功，配伍行气之品，用之得当，常可见效。

◆ 读案心悟

【引自】张继泽，邵荣世，单兆伟.张泽生医案医话集.北京：中国中医药出版社，2013.

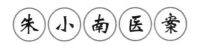

朱小南医案

秦某，39岁，已婚。病史：近1年来经行超前、量多色淡。胸闷心荡，腰酸肢楚，精神疲乏。诊时，望其面色，萎黄不华。颧部稍有淡红，眼睛无神。据述经行超前，一般提前4～10天，量颇多，每逢经期，精神疲乏，心烦不安，心荡失眠；按脉虚细而数，舌质红，苔微黄，舌尖有细微碎痕。诊断为月经先期。

【辨证】阴虚火旺。

【治法】养阴清虚热。

【处方】生地黄、熟地黄各9g，枸杞子9g，丹参9g，白芍6g，阿胶9g，玄参9g，女贞子9g，白术6g，黄芪9g，地骨皮9g，青蒿6g，杜仲9g。

患者先后调治4次，期量渐趋正常。2年后复诊时，述2年来基本稳定。

◆解析

月经先期古人每归之于热，如朱震亨谓："经水不及期而来者，血热也。"血热则迫血妄行，经水也就提早而来。如妇人生热病，身热持续不解，经水也会提前3～4天而来，临床上颇多见，说明热能动血而催经水早期。而医书上多认为这一种类型经量必少，上例却不然。盖久病后，血虚而气亦亏，气不摄血，经量多而颜色不红，所以处方养阴清虚热的同时酌加黄芪、白术，即为补其气而增强摄血能力之意也。辨别经水早期实热、虚热：突然经行超前而经水有浓厚伴秽臭气味，并伴有带下者，多属前者；经行常超前而经水色淡，无秽臭

◆读案心悟

气味，体虚而有内热，多属后者。再同其他兼证、脉象、舌苔参照，就不难诊断了。治疗的原则：虚热者，当归、地黄、白芍、玄参等在常用之例，此外可再加地骨皮、青蒿、白薇等清虚热药；如经量多者则加补气药，丹参、黄芪亦宜酌量加入，阿胶、地榆、赤石脂能制止经量，亦可加1～2味；实热者，宜于生地黄、白芍、牡丹皮、丹参等药中加入川柏、黄连安心清热即可。

【引自】朱南孙，朱荣达.朱小南妇科经验选.北京：人民卫生出版社，2006.

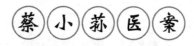

蔡小荪医案

姚某，18岁。初诊：1982年4月6日。病史：室女月经一个月数至（末次月经4月4日，前次月经3月22日，再上次月经3月10日），时多时少，色鲜有块，便艰口干，夜不安寐，身体瘦怯，面黄少华；脉细弦数，舌边尖红。

【辨证】阴虚生热，营血亏虚。

【治法】养血宁心，滋阴清热。

【处方】生地黄9g，炒当归9g，白芍9g，女贞子9g，柏子仁9g，玉竹9g，地骨皮9g，泽泻9g，炙龟甲9g，朱茯神9g，麦冬12g，炒子芩4.5g。

二诊：1982年4月9日。药后经净，改服大补阴丸善后调治。再次转经5月1日，经期已基本正常，症状也显著好转，续服原方3剂巩固。

◆解析

月经先期有血热与血虚之不同，蔡氏妇科认为，临床见证常是热证多于虚证。上述案例属血分有热、逼血妄行所致。

月经虽为一个月数至，但色鲜不稠，其量时多

◆读案心悟

时少，且伴身体瘦怯、面黄少华、夜不安寐、脉来细中带弦数，显然属营血亏损，阴虚生热，冲任受灼，心神失养的本虚所致。故处方用药方面前者偏于清实热为主，以麦冬、龟甲养血柔阴，配入同归肝经的地黄、白芍疏肝解郁，凉血清热，又伍苦寒的泽泻加强清热。三味应用，取其止血之功。全方既能清热泻火，又可养阴凉血，使热去而阴不伤，血安而经自调。后者阴虚内热为显，用药重在养阴，龟甲入心、肝、肾经，擅长滋阴血，且能补任脉，治疗阴虚内热的月经先期更为有效。二诊时又嘱服大补阴丸调治而收功。治疗重在壮水制火，以冀阴生而阳自秘，则经行自可日趋正常。

【引自】蔡庄，周珮青.蔡氏女科经验选集.上海：上海中医药大学出版社，1997.

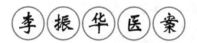

李振华医案

王某，女，23岁，未婚。初诊：2000年1月11日。主诉：月经延后2年伴量少半年。病史：自2年前，无明显诱因出现月经周期延后，40～50天一至，甚或3个月一行，经期4～5天，量中等，色淡无块，无经行腹痛、经前乳胀感。曾间断服中药或口服、肌内注射黄体酮方可行经。近半年来，经量较既往明显减少，用卫生巾4～5张。周期40天，经未潮，面色萎黄，神倦乏力，头晕，心悸，纳呆，易便溏，腰骶部酸坠，小便正常；舌淡，苔薄白，脉沉细。妇科检查、B超均未见异常。诊为月经后期，量少。

【辨证】肾虚血亏，冲任不足。

【治法】补肾益精，养血益气。

【处方】圣愈五子汤加减。党参、黄芪各30g，当归12g，川芎6g，熟地黄、枸杞子、覆盆子、紫河车粉（冲服）各10g，酒炒白芍、菟丝子、淫羊藿各15g，鸡血藤、鹿角片各18g，砂仁5g。每周服4～6剂，坚持2～3个月，后月经周期32天左右，经量较前增多1/3，5天净，基础体温双相，黄体期12～14天。

◆ 解析

肾主生殖，为天癸之源，冲任之本，是月经产生的动力和基础，正如《医学正传·妇人科》言："经水全借肾水施化。"肾既藏先天之精，又藏后天之精，肾精所化之肾气主宰着天癸的至竭及月经的潮止。女子以血为用，血是月经的物质基础，气是血液循环的动力，气血和调，则经候如常。故"肾虚血亏，冲任失调"是月经失调，尤其是月经后期、量少之主要病机。方中覆盆子补肾益精；菟丝子补阳益阴；枸杞子具滋阴生血，填精补髓之效。温而不燥，补而不滞，补肾益精，疏利肾气而达种嗣衍宗之功。四物汤补血养血，活血调经，重用党参、黄芪大补肺脾之气以资生化之源，与当归养血和营则阳生阴长，气血俱旺则月经应时而下。全方共奏补肾养精、养血益气之效，使肾之精气充盛，冲任得养，气血充盈，经血自能盈满而下。

【引自】梁亚奇. 月经病名医秘验绝技. 北京：人民军医出版社，2005.

◆ 读案心悟

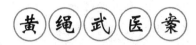

黄绳武医案

王某，女，37岁。初诊：1983年4月23日。主诉：月经先后不定期10余年。病史：1969年曾患急性盆腔炎，经用中西药治疗后退热，症状缓解，以后经常发生少腹隐痛，以左侧为甚，连及腰部，月经先后不定期，时提前10余天，时推后5～6天，经色先茶色，后转暗红，再转红，量时少时无；经行前后少腹痛甚，末次月经4月18日，上次月经3月11日。平时带下量多、色淡黄、无气味，素口干喜饮，心烦，头晕胀，小便黄，大便干；舌质红，苔薄，脉弦细。

【辨证】肝郁气滞，气血不调。

【治法】疏肝肾之气，养血调经。

【处方】白薇10g，当归10g，白芍15g，牡丹皮10g，川楝子10g，生地黄15g，山药15g，丹参12g，香附12g，莲子心6g，桑寄生15g，甘草6g，薏苡仁15g，川芎9g。

二诊：1983年5月23日。服药后月经于5月12日来潮，少腹痛明显好转，睡眠差，头晕，心慌，带下量减少；舌质红，苔薄黄，脉细。上方去川芎，加太子参15g，柏子仁10g。

服上方50余剂，患者月经正常，腹痛基本消失，仅劳累后稍觉不适。

◆ 解析

经行时有时无，量不均，周期超前错后时不定，少腹连及腰部疼痛，其病责之于肝肾。肝司血海而主疏泄，肝郁则木失条达，疏泄失司，血海失调而致经期错乱。方中当归、白芍可养肝血、柔肝木；生地黄壮肾水清肾火；白薇以疏肝郁；香附、川楝子行肝肾之气；牡丹

◆ 读案心悟

皮、丹参凉血活血；川芎味辛行血气；莲子心清心火、通小便；桑寄生补肾壮腰；山药、薏苡仁甘淡以利肾水，治其带下。全方使肝肾之气疏而精通，肝肾之精旺则水利，水利则肝郁既开而经水自有定期。

本方妙在疏肝不用柴胡，而易之以白薇。柴胡乃疏肝解郁之主药，其疏肝之力最强，虽味微寒，但性升散易助肝火，患者已头晕胀、心烦、口渴，火炎于上，故去柴胡而易白薇，疏肝兼能滋阴，无升散助火之弊，且有利尿之功。当归、川芎辛温助动，有温养流动之机，与丹参、牡丹皮等清热凉血药合用，既调经活血，又互制其偏。

【引自】梅乾茵. 黄绳武妇科经验集. 北京：人民卫生出版社，2004.

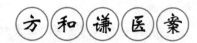

魏荣，女，33岁。病史：月事欠常，已有年余。头眩心悸，面色不荣，四肢倦怠，胃纳减少，饱则胀痛。今又期2个月，小腹微痛，大便滑泄，小溲如常；脉象沉弦，舌苔薄白。询知忧郁如常，隐情曲意，乃为致病之因。《黄帝内经》曰"二阳之病发心脾"，二阳乃阳明胃脉。

【处方】柴芍六君汤加减。红柴胡4.5g，赤芍、白芍各12g，茯苓12g，党参9g，白术6g，制半夏、当归身、鸡内金各6g，陈皮、甘草各3g。

二诊：前药连服2剂，食量稍增，诸症均见好转，还需宽怀调摄为宜。拟照前法继服。

【处方】党参12g，赤芍、白芍各12g，茯苓12g，当归身6g，麦芽15g，砂仁3g，甘草3g，陈皮、红柴胡各4.5g。

三诊：头眩、肢困已减，纳食亦佳，二便如常，月经已通。再以养心健脾，益气补血，以善其后。

【处方】归脾丸60g，赤芍、白芍各12g，丹参15g，春砂仁3g，鸡内金6g。

连服3剂，诸症告愈。

◆ 解析

　　该案表现为月事欠常，头眩心悸，面色不荣，四肢倦怠，胃纳减少，饱则胀痛，小腹微痛，大便滑泄，脉沉弦，舌苔薄白。辨证为血虚气郁。血虚不荣于头面则头眩、面色不荣；不荣于心则心悸；四肢失养则倦怠无力；气郁则小腹微痛；气滞于胃则胃纳减少，饱则胀痛；气滞于脾则运湿无力，水湿停留，下注于肠道则大便滑泄；脉沉弦为血虚气郁之象。询问病史知其隐情曲意，忧郁日久。肝为藏血之脏，为调节月经的主要脏器，肝气条达，血海按时满溢则周期正常。忧郁伤肝，疏泄失司，气血失调，血海蓄溢失常则经来无常。肝郁则犯脾，脾失健运，受纳转运失常，水谷不能化生精微则而虚。方用柴胡、陈皮疏肝理气；当归、赤芍、白芍养血调经；党参、白术、茯苓健脾益气；半夏、鸡内金以除湿消滞，甘草为使药。总使肝气得疏，血虚得养，脾胃健运，气血渐盛。后以麦芽、砂仁消食醒脾，以归脾丸健脾养心而愈。

　　本案充分体现了"女子以肝为先天"之内涵，说明了肝对女子月经的调节作用。治肝调经不可一味疏肝，当疏肝、养血、健脾三步并举。

　　【引自】杨援朝. 古今专科专病医案·妇科. 西安：陕西科学技术出版社，2004.

◆ 读案心悟

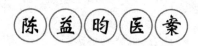

陈益昀医案

王某，女，38岁。病史：经行半月未止，量多色殷，午后潮热，掌心如灼，心悸、头晕，夜寐不安，口干心烦，一足跟隐痛；脉来虚数，舌红、中有裂纹。

【辨证】肝肾不足，虚火内扰。

【治法】清热止血，养阴益肝肾。

【处方】固经汤化裁。炒白芍6g，黄檗炭3g，醋炙香附6g，秋樗皮9g，炙龟甲15g，炒黄芩6g，侧柏炭、地榆炭各9g，仙鹤草30g，生地黄炭15g，地骨皮12g。

二诊：经漏已止，心悸、头晕减轻，夜寐较安。治以前方去侧柏炭、地榆炭、仙鹤草，加墨旱莲、女贞子。继服6剂。

◆ 解析

经期延长指月经周期基本正常，行经时间超过7天以上，甚或淋漓半月方净者。其发病机制有气虚、血热、血瘀，本案经行半月未止诊断为经期延长。伴随症状有午后潮热，掌心如灼，心悸、头晕，夜寐不安，口干心烦，足跟痛，脉虚数，舌红、中有裂纹，均为阴虚火旺所致。治方选用《妇人良方大全》之固经汤以养阴清热止血。以龟甲、生地黄、白芍固护营阴；黄檗清下焦之火；仙鹤草、地榆、侧柏清热止血；香附调气以和肝，醋炙者，敛肝气而不动血。服后阴得滋生，虚火自平，冲任得固，经漏始止。血止之后仍需治本，加用墨旱

◆ 读案心悟

莲、女贞子以养阴益肝肾。充分体现了"急则
治其标，缓则治其本""止血、澄源、复旧"
的治疗原则。

【引自】杨援朝. 古今专科专病医案·妇科. 西安：陕西科学技术出版
社，2004.

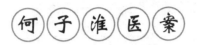

姚某，37岁。初诊：1974年8月25日。病史：生育第2胎，又行人工流产
术2次（末次于1972年12月），以后渐见经来量多，夹块，作痛。曾用中西药
物治疗，可取一时效果，停药后仍复原样，行经拖延10余天，有时净后带来
夹红。妇科检查诊断为子宫内膜增生症（不规则成熟）。本次经行第2天，量
多，小腹按之痛，血块大，色紫褐；舌边紫暗，脉来弦涩。

【辨证】瘀热蕴滞下元。

【治法】活血化瘀，荡涤胞络。

【处方】血竭祛瘀生新汤。血竭4.5g，大黄炭9g，延胡索9g，楤木花9g，血
余炭9g，赤芍、白芍各9g，失笑散9g，丹参15g，当归炭24g，藕节30g。

二诊：1974年8月27日。药后块下更多，腹痛时或减缓，仍以祛瘀生新
渐进。

【处方】血竭9g，大黄炭9g，小蓟9g，地榆9g，当归炭15g，炒白芍15g，
仙鹤草30g，藕节30g，炙甘草6g。

三诊：1974年8月31日。服药块下仍多，血量减少似有净状，按之腹不
痛，精神也转佳。块下痛除，瘀阻已去，继以养血调冲。

【处方】炒当归15g，焦白术15g，补骨脂15g，炒白芍12g，狗脊12g，党
参12g，炙黄芪9g，怀山药24g，川续断24g，炙甘草6g。

四诊：1974年9月19日。月经已有来潮之感，慎防量多崩下，再以养血调
冲观察。上方去党参、黄芪、白术、山药、补骨脂，加丹参、仙鹤草各15g，
艾炭2.4g。

五诊：1974年9月22日。服药2天，经来量不甚多，未见块下，色鲜红，

无腹痛，仍以益气养血调经巩固。

【处方】党参15g，炙黄芪15g，焦白术15g，墨旱莲15g，炒白芍24g，侧柏叶24g，炒牡丹皮9g，炙甘草6g。

◆解析

◆读案心悟

本案为何子淮治疗月经量多验案之一。方中血竭伍大黄，直捣病所，为众药之主帅。大黄炭用，取其逐瘀下血，而攻中有守，不致一泻千里，不堪收拾。初诊后块下而痛未止，则因瘀行尚未尽，复诊依法继续，待瘀去痛减。三诊拟养血调冲之法，及时扶正。四、五诊均为巩固性治疗，谋求长远疗效。

【引自】高新彦，袁惠霞.古今名医妇科医案赏析.北京：人民军医出版社，2006.

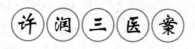

许润三医案

李某，女，29岁。初诊：1998年3月20日。清宫术后2个月，月经过少。患者今年1月孕3个月自然流产并行清宫术，手术顺利。术后1月余，在2月13日阴道极少量出血，1天即净，至今月经未来潮。现白带不多，无乳胀，食纳正常，大便调。既往月经2天/40天，量少，色暗，无腹痛。患者分别于1995年、1996年及2003年均因孕3个月胎停育而行清宫术。舌质淡暗，苔薄白，脉细弱。诊其为月经过少（月经失调），证属肝肾不足，冲任虚衰。患者肝肾不足，不能固摄胎元，故多次自然流产；肝肾不足，冲任不充，加之多次手术，损伤冲任，血海不能按时满盈，故月经量少，错后；白带量少，脉细均为肝肾不足，冲任不充之候。因月经将至，先予养血通经，拟四物汤加味。

【辨证】肝肾不足，冲任不充。

【治法】养血通经。

【处方】党参30g，当归30g，川芎10g，莪术10g，熟地黄10g，何首乌20g，香附10g，生川牛膝15g，白芍15g，益母草20g。7剂，水煎服，日1剂。

二诊：服药后，3月27日月经来潮，月经量较上次多，色暗，无腹痛，自觉腰酸，脉细滑无力。考虑月经第3天，脉细滑无力，说明宫内尚有积血。根据患者体质及目前宫内瘀血，证属气虚血瘀，以生黄芪、当归、三七粉益气、化瘀止血；益母草、白术、枳壳助宫缩。

患者服药后自觉腹胀，大便次数增多，稍稀，每日3～4次，乏力，舌苔白腻，脉细弱。先予芳香化浊，调理脾胃。

【处方】藿香10g，厚朴10g，砂仁5g，生薏苡仁20g，通草2g，滑石25g，神曲10g，茯苓15g，荷梗10g。

三诊：末次月经4月27日至5月4日，经量较前增多，月经期长。上月基础体温双相，但高温相波动，升降幅度较大。现自觉困倦，饮食、二便正常，脉细弱。今配偶查精液常规正常。考虑习惯性流产主要为黄体功能不足所致，治以补肝肾，调冲任。

【处方】淫羊藿10g，仙茅10g，巴戟天10g，女贞子20g，沙苑子20g，枸杞子20g，菟丝子30g，紫河车10g，何首乌20g，川续断30g，香附10g，益母草10g。

经期养血通经，平时调补肝肾，共治疗半年，月经量正常，基础体温典型双相。

名医小传

许润三，著名中医妇科专家，中日友好医院主任医师、教授、硕士生导师，北京中医药大学硕士生导师。许润三教授专研妇科50余年。尤其擅长不孕症、子宫内膜异位症、盆腔炎、子宫肌瘤、功能性子宫出血、闭经、更年期综合征等的中医诊断及治疗。现为中国中医药促进会中医生殖医学专业委员会特聘专家。

◆解析

患者多次自然流产，流产后月经量少、月经错后，脉细，证属肝肾不足，冲任不充。故

◆读案心悟

平时以调补肝肾为主，经期养血通经。本案体现以下几点辨证用药特点：其一补肝肾，以五子衍宗为基础，并加淫羊藿、仙茅、巴戟天温补肾阳，使其阳升阴长；紫河车、何首乌加强滋补肝肾之力；女贞子、川续断相配有促排卵作用；香附、益母草理气活血可使滋补药运化吸收，免其滋腻碍胃。其二出血期辨证以脉象为主，尤其是脉力和脉形，而症状和舌象只应作为参考。一般来讲，脉细数有力或细滑者，属血热证；脉数而无力，细滑无力，脉来沉微者，属气虚证。本案经期根据患者体质及脉细滑无力，以气虚血瘀辨证。其三临证尤为重视脾胃情况，人体免疫功能的强弱关键在于脾胃功能是否强壮；脾胃功能低下会直接影响药物吸收，且更加重肠胃负担。故在临床，若遇妇科病伴有脾胃功能低下或抵抗力低，易感冒，体质虚弱患者，均以调理脾胃为先。

【引自】姚乃礼，王思成，涂春波. 当代名老中医典型医案集·妇科分册. 北京：人民卫生出版社，2014.

第十一章　痛经

　　女子在经期或经行前后出现下腹疼痛、腰酸或者腰骶部酸痛、下腹坠胀，甚则可出现剧烈疼痛，并可伴有恶心、呕吐、腹泻、头晕、冷汗淋漓、手足厥冷，以及影响日常工作、学习和健康者，称其为痛经。本病以青年妇女多见。痉挛性疼痛常在阴道出血发生前数小时出现，在行经第1天疼痛达高峰，持续时间从数小时至2～3天。疼痛程度也多变异。痛经一般分为原发性痛经和继发性痛经两类。原发性痛经指生殖器无器质性病变，因经血流通不畅致子宫痉挛性收缩而引发痛经，又称功能性痛经；继发性痛经指因生殖器官器质性病变引起的痛经，如子宫内膜异位症、急慢性盆腔炎、生殖器肿瘤等。原发性痛经妇科检查无异常发现。

　　中医学认为，本病多为肝肾亏虚、气血不足、寒邪滞凝、气滞血瘀所致，当以益气养血、补益肝肾、活血散寒、理气化瘀为治。

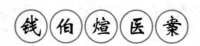

钱伯煊医案

王某，25岁，未婚。初诊：1976年4月19日。痛经，月经周期30天，三四天净，量中等，色黑，经期少腹疼痛、颇剧，腰痛，心慌，泛恶，面有黑斑，便溏次多，末次月经4月4日来潮，4天净；舌苔薄黄、边刺，脉象细弦。

【辨证】瘀阻气凝，脾肾两虚。

【治法】调气化瘀，健脾益肾。

【处方】炙香附6g，川楝子9g，延胡索9g，乌药6g，莪术6g，茯苓12g，橘皮6g，木香6g，川续断12g，桑寄生15g。9剂。

二诊：1976年4月30日。月经即将来潮，面发红点，少腹寒冷作痛，似月经欲来之状；舌苔薄腻、有刺，脉细。证属血虚气滞，兼有瘀阻。现在经前，治以养血、调气、化瘀。

【处方】熟地黄12g，当归9g，川芎6g，赤芍、白芍各9g，炙香附6g，三棱6g，莪术6g，延胡索9g，木香6g，乌药6g。9剂。

三诊：1976年5月14日。服上方后，月经于5月7日来潮，3天净，量不多，色黑有块，少腹疼痛明显减轻，腰仍酸痛；舌苔微黄、边尖刺，脉细。治以养血调气，佐以化瘀。

【处方】熟地黄15g，当归12g，川芎6g，赤芍、白芍各9g，桃仁9g，红花3g，炙香附6g，鸡血藤15g，川续断12g，桑寄生15g。9剂。

四诊：1976年6月3日。经治疗后，少腹痛止，仅感觉凉，面部红点依然；舌苔薄黄、边尖刺，有齿痕，脉细。现在经前，仍从前法。

【处方】熟地黄12g，当归12g，川芎12g，赤芍、白芍各9g，莪术6g，桃仁9g，艾叶3g，炙香附6g，牡丹皮9g，生蒲黄6g。9剂。

◆ 解析

患者25岁，月经周期正常，经期三四天，量中，说明月经尚规律；但月经色黑，经期少

◆ 读案心悟

腹剧痛，是有瘀滞之象；腰痛、心慌、泛恶、便溏为脾肾虚寒，累及心胃。方用香附、川楝子、延胡索、乌药、莪术、木香理气活血止痛，兼以温化。茯苓、陈皮、川续断、桑寄生健脾益肾。二诊时已至月经前期，在一诊治法的基础上加强了养血作用。通过上述治疗，月经来潮时疼痛明显减轻。三诊时已是月经之后，症见腰酸痛，脉细，已无弦象，治以养血补肾，理气活血。在二诊方药上减轻了活血药的作用，加强补血益肾之剂，如以桃仁、红花易三棱、莪术，减掉了理气止痛之延胡索、木香、乌药，补益药增加了川续断、桑寄生、鸡血藤，加强了补肾养血作用。经过经前、经期、经后的分期治疗，使痛经消失。本病例给我们提供了治疗月经病的章法：在谨守病机的基础上，按月经的自然周期分期治疗。

【引自】中国中医研究院西苑医院. 钱伯煊妇科医案. 北京：人民卫生出版社，2006.

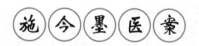

施今墨医案

郝某，16岁。15岁经初行，量甚少，经来腹痛，食欲减退，两胁窜痛，情志不舒，时生烦躁，形体瘦弱，面色少华；舌苔腻，脉细缓。辨证立法：情志不舒，两胁窜痛，均属肝郁。

【辨证】肝郁失疏，气滞血虚。

【治法】调冲任，理肝脾。

【处方】醋柴胡5g，春砂仁5g，酒川芎5g，杭白芍10g，生地黄、熟地黄各6g，酒当归10g，醋祁艾5g，阿胶珠10g，炒枳壳5g，香附米6g，酒延胡索6g，炙甘草3g，厚朴花5g，月季花5g，紫苏梗5g，玫瑰花5g，玳玳花（代代花）5g，苦桔梗5g。

二诊：服药3剂，食欲增，精神好，两胁已不窜痛，月经尚未及期，未知经来腹痛是否有效，嘱于经前3天再服前方，以资观察。

三诊：每启经前均服前方3剂，已用过4个月，均获效，月经量较前多，血色鲜，经期准，及期腰腹不觉酸痛，精神好，食欲强，面色转为红润，拟永丸方巩固。

【处方】每届经前1周，早、晚各服艾附暖宫丸1丸。

名医小传

施今墨，著名中医学家。他年幼时，因母多病，遂立志学医。他的舅父河南安阳名医李可亭见其聪颖，因而在施今墨13岁时即教他学习中医。施今墨学医刻苦，20岁左右已经通晓中医理论。施今墨一生致力于中医治病救人、中医改革和中医教学，其长期从事中医临床，治愈了许多疑难重症，创制了许多新药。

◆ 解析

经来腹痛，多见于初行经时摄生不慎，饮冷遇寒，或肝郁气滞，或血瘀，或为血虚均可致痛经。本案则因肝郁不疏，克伐脾土，致气血生化之源不足，以致血虚，再加气滞血瘀引起痛经。初诊以四物汤为主方，加阿胶、祁艾补血祛寒；加厚朴、枳壳、延胡索、柴胡、香附、紫苏梗疏肝理气；加月季花、玫瑰花、玳玳（代代）花养血调经。服药后不但经来腹痛治愈，而且气血渐充，食欲增，面色亦转红润矣。痛经以寒凝血瘀型为多见，而本例痛经为肝郁血虚，气滞血瘀，属虚实夹杂。本方重在一个"调"字上，其中白芍、生地黄、熟地黄、当归、阿胶为补血之药，味多而量大，可补肝血、血海之不足，而单纯补血又易凝滞，故加小量活血之剂，既解病机之中气滞血瘀，

◆ 读案心悟

又有血中行气之意，有补气作用，可避免大剂理气活血之品造成耗气伤血之弊，有四两拨千斤之效，学者应仔细体会。

【引自】祝谌予，翟济生，施如瑜，等.施今墨临床经验集.北京：人民卫生出版社，2006.

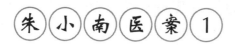

黄某，23岁。初诊：2003年1月14日（第1个月）。由于经行受寒引起每次经转腹痛颇剧，乃于1962年1月前来就诊，共诊疗4次，痛势见瘥。经时受寒后，每次临经，腹痛颇剧，腰酸，经来量少不畅，夹有紫红血块。经期将近（1月14日），已有预兆；脉象沉细而带弦，舌苔薄白。

【辨证】胞宫虚寒，冲任气滞。

【治法】温经理气。

【处方】陈艾6g，炙香附9g，当归6g，续断9g，白芍6g，熟地黄9g，煨木香4.5g，台乌药6g，川楝子9g，黄芪9g，肉桂2.4g。

二诊：2003年2月24日（第2个月）。服上药后，经来腹痛已减，血块已少，经来亦爽，腹痛仅半日，痛势亦缓，业已获效。治宗前方意，温中疏肝理气。

【处方】炙香附9g，郁金9g，丹参9g，陈艾9g，乌药6g，川楝子9g，枳壳4.5g，熟地黄9g，陈皮6g，吴茱萸6g，白芍6g。

三诊，2003年3月22日（第3个月）。服二诊方后，小腹颇感温缓，3月21日经水届期而临，腹已不痛，胸闷、腰酸等症亦减，病已大好。治以疏肝理气，以巩固疗效。

【处方】炙香附9g，陈皮6g，乌药6g，枳壳4.5g，熟地黄9g，白术6g，煨木香4.5g，川楝子9g，续断9g，狗脊9g，陈艾4.5g。

复诊：2003年4月21日（第4个月）。调理后经水已准，腹痛已减，此次经水又将应期而来，有小腹坠胀等预兆，精神疲倦。治拟调肝肾、健脾胃。

【处方】当归6g，白术6g，白芍6g，炙香附9g，续断9g，紫丹参9g，淫羊藿9g，巴戟天9g，炙黄精9g，陈皮6g。

服后据患者自述：服药调治过程中，第1个月痛势虽减而痛期仍有2天；第2个月则痛缓而痛期仅半天；第3个月不仅痛经愈，而经期亦佳；第4个月服药后经水即来，腹亦不痛，精神亦振。

◆ 解析

◆ 读案心悟

此医案属寒客气滞。经期饮冷、淋雨、受寒，都是引起本病之因。患者过劳、身体虚弱，复于经期中受寒，气血阻滞，不通则痛，形成经痛。予以艾附暖宫丸（《沈氏尊生书》治疗：艾叶、香附、当归、续断、吴茱萸、川芎、白芍、黄芪、地黄、肉桂）为主，盖遵温而通之的法则，用黄芪、地黄补气，当归调经，续断调肝肾，香附理气行滞，肉桂、陈艾等温宫暖胞，使气血寒滞得温暖而恢复正常运行，通则不痛，同时也使瘀滞的经水瘀块得以畅下，痛经遂告痊愈。

【引自】朱南孙，朱荣达. 朱小南妇科经验选. 北京：人民卫生出版社，2006.

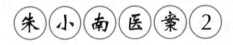

朱小南医案②

张某，25岁，已婚。初诊：2000年11月29日。月经于11岁时初潮，最近3年来因抑郁而经来常伴腹痛，越来越剧，经前有腰部及四肢酸楚先兆，临经兼口鼻燥痛，剧甚时引起口苦及上吐下泻等症候，经期亦渐趋早，因腹痛不可忍，乃来就诊。诊时一手按腹部，据述痛势于经来第1天最剧，量少不畅，略有瘀块。今为第2天，经来量稍增，色红，胸闷心烦，精神不舒，口鼻燥热如裂，口干而有苦味；按脉为弦数，舌质红，苔黄；乃用手电筒照其口鼻，发现黏膜红肿，吐气灼热。

【辨证】肝胆郁热。

【治法】疏肝理气，健脾清热。

【处方】当归9g，白芍6g，生地黄12g，黄檗9g，延胡索6g，焦白术6g，川续断9g，杜仲9g，茯苓9g，陈皮6g。

诊后，嘱其在经水先兆期感觉腹胀、腰部及四肢酸楚时前来医治。

【处方】当归9g，生地黄12g，赤芍9g，牡丹皮12g，炙香附9g，黄檗9g，延胡索9g，广木香4.5g，杜仲9g，续断9g，茯苓9g。

服后不仅经水准期，腹痛缓和，口鼻燥热亦好转。

◆解析

此医案由肝郁引起，肝木郁滞，日久易化为火，而肝与胆为表里，肝胆郁热，见腹痛口苦，胸胁胀闷外，常致吐泻，并引起口鼻燥热。治疗宜在经前，用疏肝理气药，可以解除胸闷胁胀，并因气行则血亦行，使经水来临时，不致阻滞，减少痛感。经行第1天腹痛剧烈，即为气滞经水不畅，故香附、延胡索以理气止痛，黄檗以清解肝胆郁热，消除胃肠灼热现象。热迫血妄行，月经因此偏早，用当归、生地黄养阴调经，川续断、杜仲用以益肝肾，壮腰膝。肝木克土，脾胃不健，易致吐泻，木香、茯苓，健脾和胃，促进食欲。由于经前服用，故用牡丹皮、赤芍，以凉血行滞，解郁热，导经水，而在初诊时因已在行经第2天，经来稍爽，所以不用牡丹皮，并改赤芍为白芍，因其具有养血缓中、柔肝止痛之功。本例痛经，临床少见，从本病例讲，辨证尚不困难，从中我们要学到对本证型的普通用药方法。

◆读案心悟

【引自】朱南孙，朱荣达. 朱小南妇科经验选. 北京：人民卫生出版社，2006.

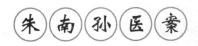

朱南孙医案

刘某，28岁，已婚。初诊：1987年6月。12岁月经初潮，因惊惧泣啼，遂至经来腹痛，逐年加重。每痛辄剧烈难耐，辗转床第，口服一般镇痛药无效，须注射哌替啶（杜冷丁）之类针剂方能止痛。经西医妇科检查，诊为子宫后倾，子宫骶韧带处触到两粒黄豆大小结节，触痛明显，诊刮与输卵管造影尚未见异常，诊为子宫内膜异位症。拒绝手术治疗。询之月经周期尚准，量一般，色紫有块，块下痛可稍减；素日腰酸背楚，胁肋苦撑，乳房作胀、手心内热，带下黏稠；舌质偏紫，脉象弦细。

【辨证】气滞血瘀，冲任为病。

【治法】疏肝理气，活血行瘀。

【处方】当归15g，赤芍12g，刘寄奴12g，生蒲黄（包煎）12g，五灵脂10g，柴胡6g，醋香附9g，牛膝9g，炙乳香9g，炙没药9g，血竭末（另吞）3g，三七末（分吞）3g。4剂。

二诊：1987年6月12日。服未尽剂，经至量多，下紫黑块，虽仍有腹痛，但已能耐受，病势得减，再予原法。适当调整方药。

【处方】血竭末（另吞）3g，当归、赤芍各15g，刘寄奴、丹参各18g，炙乳香、炙没药、牛膝各9g，香附、柴胡各6g，三七末（分吞）3g，甘草3g。3剂，水煎服。

三诊：1987年6月15日。药后腹痛渐减，精神渐振，纳谷亦渐增，唯经尚未净，腰背仍感酸楚，拟养血调经法。

【处方】当归15g，川续断、炒杜仲各9g，赤芍、醋香附、川楝子各9g，延胡索4g，五灵脂7g，柴胡、木香各6g，甘草3g。4剂，水煎服。

上方服后，月经已止，腰酸已除，带下淋漓。嘱日服加味逍遥丸1剂，连服10天。外用蛇床子9g，黄檗6g，吴茱萸3g。布包，泡水，坐浴熏洗，每日2次，连续10天。此后经前1周予三诊方服至经行，恪守不移；经后交替服用疏肝和营、养血调经之加味逍遥丸、坤顺丹等丸剂。调理数月，痛经未发，复经妇科检查，宫骶韧带处结节消失。再2个月竟已获娠。

◆ 解析

本案为朱南孙治疗痛经验案之一。本案患者从月经初潮起即发痛经，病程10余年，病情逐年加重，剧痛难忍。西医诊为"子宫内膜异位症"。朱老据其经期准时，但每至经血色紫有块、块下痛减之特征，诊为气滞血瘀证（属"膜样痛经"）。此因惊而起，气机逆乱，血滞胞中而成；痛经可因血块下行而减轻，是为血块得下，气机暂通之故；其胁肋苦撑、乳房作胀是为肝气不疏、气机不利之故；瘀滞日久，化热伤阴而见手心内热，腰背酸软无力，热灼津伤，冲任不利而见带下黏稠；其舌紫、脉弦细亦为瘀血之证。脉症合参，可见气血瘀滞是本案痛经病机关键。故朱老拟疏肝理气、活血行瘀法治之。首诊药用血竭散瘀化膜，消积以定痛。二诊时瘀血渐去，疼痛减轻，祛邪务尽，守方继用，病势大减。三诊时，考虑久攻碍正，致使瘀去血虚，此时治疗宜攻补兼施，故拟养血调经、行气活血法。药选当归、续断、杜仲补肝肾调经血；取柴胡、木香、川楝子疏肝理气止痛；择延胡索、五灵脂活血止痛。诸药意在补肾养血以调经、行气活血以止痛；并配合月经周期服用加味逍遥丸等剂调理，多年顽疾竟收全功。本案用药功专力猛，守法守方，有胆有识，调理周期，运用自如。可见朱南孙辨证用药之功底及治疗膜样痛经的宝贵经验。

【引自】姚乃礼，王思成，涂春波．当代名老中医典型医案集（第2辑）·妇科分册．北京：人民卫生出版社，2014.

◆ 读案心悟

韩百灵医案

名医小传

韩百灵，教授，我国首批享有国务院政府特殊津贴的中医专家。韩老行医几十载，一直致力于中医的临床、教学、科研工作。其独特的建树、精湛的医术，深受广大患者的赞誉，早在中华人民共和国成立初期即被誉为黑龙江省"四大名医"。自创经验方50余个，运用于临床，有的已被全国中医教材《中医妇科学》录用，影响甚远，被称赞为"杏林医柱"。

袁某，46岁。初诊：1974年2月4日。病史：月事前后，满腹抽掣痛，上引胸膺，四肢清冷不温；舌苔白腻而厚，两脉弦细而滑，按之无力。

【辨证】肝郁血虚，寒湿阴脉。

【治法】暖肝散寒，调经止痛。

【处方】四逆汤少佐调气之味。柴胡15g，杭白芍20g，枳壳15g，当归15g，桂枝10g，香附15g，延胡索15g，吴茱萸10g，陈皮15g，金铃子15g，干姜10g。3剂，水煎服，每日1剂。避风寒，饮食当慎，禁甜腻。

二诊：1974年2月7日。药后掣痛渐减，昼轻夜重，四肢渐温，小腹下坠，小溲欲解不得，带下清稀；舌苔厚腻，脉同前。再以前法加减。

【处方】柴胡15g，杭白芍20g，当归15g，吴茱萸10g，陈皮15g，干姜10g，桂枝10g，金铃子10g，乌药10g，延胡索15g，海螵蛸10g，枳壳15g。3剂，服法同上。

三诊：1974年2月10日。腹痛减，小溲畅，带下渐少，仍感四肢欠温；舌苔渐化，两脉仍有弦象，尺脉按之无力。再以疏肝和胃、淡渗利湿。

【处方】当归15g，杭白芍15g，茯苓20g，白术15g，甘草5g，肉桂3g，吴茱萸6g，枳壳10g，香附15g，薏苡仁15g。3剂，合附子理中丸1丸，每日2次服。

四诊：连服甘温化湿、疏理气机之药9剂后，腹痛大减而抽掣痛亦缓解，脉象虽有弦象按之仍属无力。此乃禀质薄弱，寒湿中阻而气分郁结，仍需温寒化湿，少佐理气，兼调冲任，宜拟丸药缓缓调之。

【处方】柴胡20g，当归30g，半夏20g，白芍40g，香附30g，延胡索30g，金铃子20g，吴茱萸20g，干姜20g，肉桂10g，薏苡仁30g，茯苓30g，白术30g，党参30g，炙甘草20g，焦三仙（焦山楂、焦麦芽、焦神曲）各30g。

上药选配道地，共研极细为末，加蜂蜜100g，炼蜜为丸，每丸重6g，每日早、晚各服2丸，白水送下。如遇感冒或有不适皆须暂停丸药。

◆ 解析

该患者月事前后，满腹抽掣痛，上引胸膺，四肢清冷，当属气分郁结之象。诸气分郁结属于肝，肝郁多是血虚不能濡养，肝阴不足，肝阳必亢，久则冲任不调，故月事前后必然发作。满腹太阴所属，水土不和故抽掣作痛；肺为气之海，气分郁结，阳气不宣，故上引胸膺。四肢为诸阳之末，阳虚气分不能达于末梢故逆冷，脉必沉伏，或细弱，或无力。若按之有力当考虑阳气郁遏，不能达于四肢。今脉无力且弦细，当是血虚为主，气不足为辅，故治以调肝养血，少佐温阳。经治三诊，服药9剂，腹满、抽掣、肢冷等皆见好转。本病乃血虚气弱，木郁不调，虽已渐愈，亦须长期养血益气始能痊愈，故改用丸剂，虽用药不多，但药效持久，为治疗本病的良法。

【引自】韩百灵，张琪，高仲山，等.老中医医案选.哈尔滨：黑龙江科学技术出版社，1981.

◆ 读案心悟

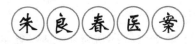

路某，35岁。初诊：1990年4月16日。病史：经行腹痛9年余，婚后不孕7年，月经（5～7）天/（23～27）天。量多，兼见血块。近5年来经行小腹疼痛且进行性加剧。曾在某医院诊断为子宫内膜异位症。患者不愿手术治疗。经西医治疗未效。就诊时腰膝酸痛，畏寒肢冷，小腹时有隐痛；舌淡，苔白，舌边有少量瘀点，脉细紧。妇科检查：宫体后位，正常大小，活动欠佳，附件扪及肿块，右侧4cm×6cm，左侧4cm×4cm；宫颈后壁触及多个硬性小结节如绿豆大小，触痛明显。曾在某市医院进行B超检查示卵巢囊肿。中医诊断：①癥瘕（卵巢子宫内膜异位症）；②原发不孕症。

【辨证】肾虚寒凝，气滞血瘀。

【治法】补泻兼施，补肾益精。

【处方】慎言祛瘀汤加减。丹参12g，赤芍9g，川芎9g，三棱6g，莪术6g，仙茅15g，淫羊藿15g，熟地黄15g，鸡血藤10g，益母草15g，川楝子9g，肉桂9g，生蒲黄（包煎）12g，紫石英15g。每日1剂，水煎分2次服。

同时配针刺子宫、卵巢等耳穴。以后每次复诊，均根据情况随症加减。如此治疗半年后，月经基本恢复正常，经行腹痛等症均消失。经某市级医院B超检查，两侧附件阴性。4个月后妊娠，经B超检查示宫内妊娠，足月顺产一女。

◆ 解析

　　子宫内膜异位症临床表现多见痛经、月经紊乱、不孕，病变部位可有压痛敏感的小硬结节等。中医学认为，本病多为本虚标实之证，在本者为肾虚，在标者为气滞血瘀，故以慎言祛瘀汤（经验方）治之。方中以丹参、赤芍、川芎、三棱、莪术等行气活血破瘀；以仙茅、淫羊藿、熟地黄、枸杞子等补肾益精；益母草、鸡血藤养血活血调经。诸药互相配合，补泻兼施、相辅相成，使气行血畅，瘀滞得消，经调而愈。

【引自】杨援朝.古今专科专病医案·妇科.西安：陕西科学技术出版社，2004.

◆ 读案心悟

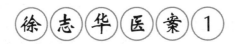

徐志华医案 1

　　汤某，女，31岁，已婚。初诊：1976年3月4日。经行腹痛3年，同居未孕。患者月经尚规则，7天/25天，病起于3年前自然流产后行清宫术，术后摄生不慎，其后出现经行腹痛，平时带下量多色黄、质稠，且腥臭，伴腰酸，经前乳房胀痛，经前低热，心烦易怒。末次月经1976年2月15日，月经量多，色紫有块，经人介绍来诊。妇科检查：宫颈轻度糜烂；宫体后位，正常大小；附件左侧片状增厚，压痛（±），右（-）。B超检查：左卵巢4cm×3cm×2cm大小。其配偶精液常规检查正常。诊脉弦细，舌尖红，苔薄黄。

　　【辨证】瘀热内阻，肝郁肾亏。

　　【治法】分阶段治疗：经期清热逐瘀，经前疏肝解郁，经后补肾养冲。

　　【处方】经前处方：柴胡10g，白芍10g，佛手10g，香橼皮10g，玫瑰花15g，绿萼梅5g，刺蒺藜10g，无花果10g，青皮10g，木贼草10g，木蝴蝶3g，甘草5g。5剂。

　　经期处方：当归16g，牡丹皮15g，白芍15g，柴胡10g，黄芩10g，香附10g，郁金10g，白芥子10g，山栀子10g，延胡索10g，川楝子10g，甘草5g。5剂。

　　经后处方：熟地黄10g，山药10g，菟丝子10g，枸杞子10g，关沙苑10g，覆盆子10g，补骨脂10g，仙茅5g，淫羊藿10g，肉苁蓉5g，锁阳10g，巴戟天10g。5剂。

　　二诊：1976年6月2日。上述方药共服3个月，经量减少，痛经症状明显减轻，月经周期正常，5天/（26～28）天，带下量少，乳房胀痛、低热消失，仍按原方再服3个月以巩固疗效。

　　三诊：1976年8月1日。仅服2个月，痛经消失，无不适主诉，测基础体温双相明显，指导排卵期同房，观察3个月即妊娠，嘱注意休息，禁房事，寿胎丸加味治疗1个月，后足月分娩。

◆解析 ～～～～～

历代医家治痛经多用理气行滞、散寒之剂，所见以《傅青主女科》宣郁通经汤补肝之血，而解肝之郁，利肝之气而降肝之火，主治经水未来腹先痛。方中以当归、白芍养血和血，调经止痛；香附、郁金理气行血；牡丹皮、山栀子、黄芩清热凉血；川楝子善解下焦瘀热；白芥子逐痰结且反佐川楝子之寒；甘草配白芍缓急止痛。全方共达清热凉血、行气通经之功。经过多年临床总结，徐老认为宣郁通经汤适用于瘀热互结所致痛经，临床应用时需重视辨证，万不可用于寒证、虚证，选用该方时切不可拘泥，如病情复杂，可分阶段治疗。另外，临床中除辨证外，还可结合辨病，如"盆腔炎""子宫内膜异位症"，主证以瘀热内阻为主者，皆可用本方调治。

【引自】李伟莉.徐志华妇科临证精华.合肥：安徽科学技术出版社，2014.

◆读案心悟

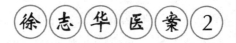

徐 志 华 医 案 ②

马某，女，24岁。初诊：2008年12月1日。经期腹痛2～3年。患者12岁月经初潮，最初经期下腹隐痛，近2～3年腹痛加重，月经前3天腹痛明显，伴腹泻，不能正常上学，曾口服中药治疗，治疗时好转，停药后复发。平素月经欠规则，12岁初潮，（4～7）天/（30～50）天，末次月经2008年11月7日，量中，夹血块，块下痛减。刻下：正值经期，腹痛剧3天，经量中，夹血块，块下痛减；舌暗红，边有瘀点，苔薄白，脉弦涩。B超示子宫附件未见明显异常。诊其为痛经，证属气滞血瘀。患者肝失条达，气机不利，血为气滞，血海不能按时满溢，故月经常推后；经血不利，不通则痛，故经前腹痛，有血块，色暗红，块下痛减；肝郁气滞，经脉不利，故乳胀。

【辨证】气滞血瘀。

【治法】理气行滞，化瘀止痛。

【处方】痛经散。当归10g，白芍10g，川芎5g，牡丹皮g，三棱10g，莪术10g，香附10g，乌药10g，郁金10g，片姜黄10g，延胡索10g，川楝子10g，红花10g。水煎服，每日1剂，连服15剂。

二诊：2009年2月2日。末次月经1月28日，腹痛2天，较前稍减轻；舌暗红，边有瘀点，苔薄白，脉弦涩。

【处方】膈下逐瘀汤。当归10g，赤芍10g，川芎5g，红花10g，桃仁10g，牡丹皮10g，五灵脂10g，香附10g，乌药10g，延胡索10g，枳壳10g，甘草5g。水煎服，每日1剂，连服15剂。

三诊：2009年3月15日。末次月经3月10日，仍有腹痛，较前明显减轻；舌暗红，苔薄白，脉弦。

【处方】痛经散。当归10g，白芍10g，川芎5g，牡丹皮10g，三棱10g，莪术10g，香附10g，乌药10g，郁金10g，片姜黄10g，延胡索10g，川楝子10g，红花10g。水煎服，每日1剂，连服15剂。

四诊：2009年5月2日。末次月经4月15日，经期腹痛基本消失；舌质淡红稍暗，苔薄白，脉细。

【处方】内异症方。当归15g，牡丹皮15g，白芍15g，黄芩10g，山栀子10g，川芎5g，香附10g，郁金10g，红花10g，桃仁10g，三棱10g，莪术10g，川楝子10g，白芥子10g，延胡索10g，石见穿10g，徐长卿10g。水煎服，每日1剂，连服15剂。

◆ 解析

本案中患者自月经初潮起即有经前腹痛的症状，B超检查无异常，可辨病为原发性痛经。结合患者既往月经推后，经血夹血块，块下痛减及舌脉表现，可辨证为气滞血瘀型。治宜理气行滞，化瘀止痛。由四物汤加香附、甘草、乌药组

◆ 读案心悟

成。原方用于治血中气滞，小腹急痛者，徐老用该方加味为痛经散，治疗气血瘀滞型痛经屡获良效。方中当归、川芎、白芍补血、和血、活血；香附、乌药理气止痛。同时，气血的调和与肝之疏泄功能密切相关，故加川楝子、延胡索以疏肝泄热，理气止痛。气滞日久，必成气结，而破气散结，又非三棱、莪术莫属。二诊时腹痛情况有所好转，给予膈下逐瘀汤理气行滞，化瘀止痛继续治疗。三诊患者痛经情况又较前好转，且月经来潮时间基本正常，舌象中瘀点已消失，脉亦由弦涩转为弦，可见前两次的治疗卓有成效，但患者痛经症状仍在，故继以痛经散理气行滞、化瘀止痛治疗。四诊时腹痛基本消失，舌脉基本恢复正常，继续原治则选方治疗即可。

【引自】 李伟莉. 涂志华妇科临证精华. 合肥：安徽科学技术出版社，2014.

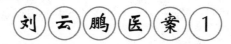

刘 云 鹏 医 案 ①

名医小传

刘云鹏，湖北长阳人，于五代世医之家。刘先生自幼聪慧，秉承家学，通读《黄帝内经》《伤寒论》诸书，深得其中奥旨。2007年被中国中医药学会授予全国知名妇科专家称号。他主持的科研课题"固胎合剂防治滑胎的临床与药理研究"获湖北省卫生厅科技进步三等奖，并出版《妇科治验》《中医临床家刘云鹏》等著作。

王某，女，38岁。初诊：1998年6月12日。患者月经初潮13岁，随后即出现经前半个月胸乳、小腹及腰痛，逐渐加重，经期第1～2天腰腹也痛，经量渐少，色暗，有块，经期5天，周期23天左右。24岁分娩一胎后上环至今。末次月经5月21日。现双乳胀痛，口渴心烦易怒，小腹疼痛拒按，腰胀痛；舌红，苔薄黄，脉弦软（脉搏79次/分）。诊断：痛经。

【辨证】 肝郁化热，气滞血瘀。

【治法】 疏肝清热，活血化瘀。

【处方】调经Ⅰ号方加味。茯苓9g，甘草6g，赤芍、白芍各15g，白术9g，柴胡12g，当归15g，乌药9g，郁金9g，益母草15g，川芎9g，香附12g，牛膝12g，牡丹皮9g，炒栀子9g。7剂，水煎服，每日1剂。

二诊：1998年9月18日。患者服上药后乳房胀痛减轻，6月、7月经前经期腰腹疼痛减轻，8月、9月复如故，现无明显不适，末次月经9月8～14日；舌脉如前。守前方加蒲黄9g，五灵脂15g，7剂。

三诊：1998年9月27日。现乳房胀痛、心烦易怒和腰腹疼痛未作，精神、纳食、二便均可，口渴；舌脉如前。守上方加川楝子9g，延胡索12g，7剂。

四诊：1998年10月9日。此次经前双乳及腰腹疼痛未作，月经昨日来潮，量增多，小腹及腰仅感轻微胀痛；舌红苔灰，脉弦（脉搏72次/分）。

【处方】五灵脂15g，当归24g，川芎9g，桃仁9g，益母草15g，炮姜炭3g，甘草6g，牛膝12g，生蒲黄9g，乌药9g。5剂。

随访：服药后月经如期来潮3次，经前经期已无乳房、腰腹疼痛。

◆ 解析

乳房属胃，乳头属肝。但患者疾病迁延20余年，致肝郁化热，热扰胞宫而出现月经先期、口渴、心烦易怒、苔黄等。气为血帅，气行则血行，气滞日久则血瘀，瘀阻胞脉，故月经量少，小腹及腰疼痛。其治经前宜疏肝理气、清热调经为主。刘老之调经Ⅰ号方为此类病证而拟。方中柴胡为疏肝解郁要药，兼有清热之功；香附、郁金、乌药疏肝理气而消胀；当归、白芍养血助柴胡疏肝解郁而调经；川芎、赤芍、益母草活血化瘀，调经止痛；牡丹皮、栀子清热；"见肝之病，知肝传脾，当先实脾"，用白术、茯苓、甘草健脾以防肝郁日久而伤脾。患者服5剂后肝气得疏，故胀痛诸症减轻，但未继续治疗，故2个月后复作如故。于二三诊时再以原方加失笑散、金铃子散以加强

◆ 读案心悟

化瘀止痛、清热之功。药后气血调和，郁热已清，故乳房、腰、腹疼痛及口渴，心烦等症未作，而月经如期来潮，经量增多，小腹及腰未痛。因此，改用生化汤加益母草、牛膝因势利导，活血调经；加乌药、失笑散理气化瘀以防腹痛、腰胀再发。本例之治充分体现出刘老的"经前理气为主，经期活血为主"的学术思想，以及调经Ⅰ号方和生化汤的运用规律。

【引自】刘云鹏.中国百年百名中医临床家丛书：妇科专家卷·刘云鹏.2版.北京：中国中医药出版社，2013.

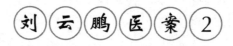

刘某，女，21岁，未婚。初诊：1977年3月16日。患者14岁月经初潮，周期准，经期3～4天，每次行经小腹疼痛剧烈，甚至昏厥，经来量多，色紫黑，有血块。经期口干喜冷饮，纳呆，身乏力；脉沉弦，舌质红，舌苔黄。诊断：痛经。

【辨证】血瘀兼热。

【治法】活血祛瘀，佐以清热。

【处方】生化汤和失笑散加减。香附12g，当归15g，桃仁9g，红花9g，甘草3g，蒲黄9g，五灵脂9g，川楝子18g，川芎9g，枳壳9g，益母草15g，鸡血藤12g。4剂。

随访：患者述服上方4剂后，腹痛较前大减，唯经前腹部稍感不适，经期已不用针药止痛。

◆解析

经期腹痛多属血瘀，为实证。本例患者经期小腹疼痛甚，为瘀血阻络，不通而痛，络脉阻滞，致使血液不能循经运行，故反见经量

◆读案心悟

多。其经色紫黑，有血块，亦属血瘀之象。瘀久化热，则见经期口干喜冷饮，而舌红、苔黄。方中川芎、当归、鸡血藤、益母草活血，桃仁、红花活血逐瘀；蒲黄、五灵脂活血止痛；香附、枳壳行气，气行则血行；佐川楝子理气止痛，其性苦寒且以泻热。全方活血祛瘀，理气止痛，为血瘀痛经的有效方剂。

【引自】刘云鹏. 中国百年百名中医临床家丛书：妇科专家卷·刘云鹏.2版. 北京：中国中医药出版社，2013.

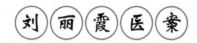

刘丽霞医案

李某，女，37岁。初诊：1995年10月15日。患者经期腹痛4年，加重1年。月经（5～7）天／（35～40）天，孕3次，产1，人工流产2次。4年多来，每于行经期小腹疼痛，逐渐加重，甚至昏厥，月经量多，近年来常头晕、倦怠、怕冷。曾在某医院检查疑为"子宫内膜异位症"，建议其做腹腔镜手术，患者不愿意，曾用中西药治疗，痛经时轻时重。近3个月来，腹痛加剧，曾两次昏厥。诊时为月经来潮第2天，腹痛剧烈，拒按，下坠，坐卧不宁，面色苍白，月经量多，有块，畏寒肢厥；舌暗淡，苔白，脉弦紧。诊断：痛经（子宫内膜异位症）。

【辨证】寒凝血瘀，兼气虚。

【治法】温经散寒，活血化瘀，兼以益气。

【处方】少腹逐瘀汤加味。乳香、没药各15g，白芍15g，延胡索15g，当归12g，川芎9g，甘草6g，干姜6g，生蒲黄、炒蒲黄各6g，黄芪30g，五灵脂15g，肉桂6g，小茴香9g。5剂，水煎服，每日1剂。

二诊：1995年10月21日。服药后疼痛稍见缓和，月经5天净。现感倦怠、畏冷，纳呆；舌暗淡，苔白，脉弦软。上方去乳香、没药、炒蒲黄，加党参15g，桃仁9g，红花9g，三棱12g，莪术12g。10剂。

三诊：1995年3月15日。精神较好，畏冷减轻，其他无明显不适；舌暗淡，苔薄，脉弦软。守上方，10剂。

四诊：1995年10月28日。月经今日来潮，经量减少，腹痛下坠明显减轻，略有畏寒肢冷，精神尚好；舌暗略淡，苔白，脉弦。守一诊方，5剂。

五诊：1995年11月5日。此次经期腹痛下坠较轻，经量中等，5天净，其他尚好；舌暗略淡，苔薄，脉弦软。二诊方加土鳖虫10g，10剂，制成丸药，每次12g，每日3次，饭后服。

六诊：1995年11月28日。月经来潮第2天，量中等，较畅，腹痛下坠未作，仅感小腹轻微不适。无畏寒，肢温，精神较佳；舌略暗，苔薄，脉弦软。守一诊方，3剂。经净后继续服丸药，服完后停药观察效果。

3个月后患者来告，月经来潮3次，腹痛未作，要求按原方再配制丸药1剂。1年后得知，患者月经一直正常，偶有小发，自服丸药即止，曾在某医院检查，未见明显异常，现在身体较健康。

◆ 解析

患者痛经4年，系由血瘀所致。瘀血未去，反而渐积而甚，因而逐渐加重。瘀滞胞宫胞络，经血排出不畅，故腹痛、拒按、下坠；其经量多，为瘀留胞中，血不循经之故；阳气不得伸，故腹痛加剧，面色苍白，畏寒肢厥，甚至昏厥。由于病程较久，经血量多，以致气血亏虚，所以近年来头晕、倦怠。刘老用少腹逐瘀汤以温经散寒，化瘀止痛；加黄芪益气，合当归而补血；加白芍、甘草以养肝血，缓肝急而止痛，药后小效。二诊时经已净，虚象显露，去乳香、没药之碍胃；炒蒲黄之止血；加党参以增益气之力；增桃仁、红花、三棱、莪术以加强活血化瘀之功。全方祛邪不伤正，益气既可补虚，又增强了运血之力，促进血活瘀化消。药后正气渐复，寒邪渐去。四诊时，经量减少，腹痛下坠明显减轻，略有畏寒肢冷，此时，已见显著效果。守一诊方为治，经净后按二诊方加土鳖以增搜剔经络之功，制成丸剂以缓图之，经期则服一诊方。如是3个月，告愈，身体健康。

【引自】高新彦，袁惠霞.古今名医妇科医案赏析.北京：人民军医出版社，2006.

◆ 读案心悟

第十二章　闭经

　　女子年逾十八岁月经尚未来潮，或已行经而又中断达3个月以上者称为闭经。前者为原发性闭经，后者为继发性闭经。妊娠期、哺乳期、绝经后的无月经及初潮后半年或1年内有停经现象等均属生理现象，不属于闭经治疗范围。

　　现代社会，由于人们的学习、工作和生活节奏不断加快，竞争日益激烈，女性在工作、住房、子女上学、就业等诸多方面压力越来越大，易引发功能性闭经，多属肝郁气滞和气血虚弱型，大多先于肝气不疏、气滞血瘀，气郁日久、思虑伤脾，导致气血虚弱。结合脉症治疗以疏肝理气、活血调经或补益心脾、养血调经为主。若有多次人工流产史或有妇科炎症，兼见肥胖之人出现闭经，多属痰湿阻滞型，治以燥湿祛痰、活血通经为主。

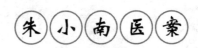

朱小南医案

石某，19岁，未婚。初诊：1961年3月27日。病史：月经一般正常，自1960年9月起经水停止，面目虚肿，精神疲惫，小溲频数，有时不能自制，四肢有麻木感，小腹未感重胀，时欲瞌睡；脉为虚缓，苔薄白。

【辨证】脾胃虚弱。

【治法】健脾养血。

【处方】棉花根30g，茺蔚子12g，黑大豆12g，香附6g，仙鹤草12g，鸡血藤膏6g，甘草3g。

患者服上方半月余，于4月27日经水已来，且在3个月内，每月经水来潮。

◆ 解析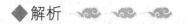

本案脾阳虚弱，运行失司，津液不散，聚而成肿。本方的特色在于君药的选用。当归能调经，但无健脾退肿的功效；黄芪皮能补气消肿，但又无催经之力。必得兼顾调经、退肿之物，方为两全其美。再三思虑后，以棉花根最好。棉花根性温无毒，有补气健脾利水的功效，且有通经作用。近代文献中颇多报道及其催经的功效，有通经及催产作用，用于月经不畅及闭经。关于治疗浮肿的临床试验，据报道某地区曾采用本品治疗肾阳虚型的浮肿无力，有显著疗效，并能改善体质的营养，使面色由萎黄转为红润，且有振奋精神和充实体力的功效。朱老应用该药多年，用30～60g煎汤服用，未发现不良反应。

◆ 读案心悟

妇科病

名医验案解析

朱老曾用上方治疗脾虚型经闭多例，证明能改善全身状况，消退虚肿，并有通经的功能，大多能在7～14天持续服用期间，达到通经目的。

【引自】朱南孙，朱荣达.朱小南妇科经验选.北京：人民卫生出版社，2006.

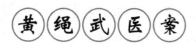

汪某，女，17岁，未婚。初诊：1985年6月6日。主诉：月经不调2年。14岁月经初潮，继而月经不调，时提前时错后，量多，1年后月经渐至正常。近2年无明显诱因月经推后，常2～3个月一潮，量少；末次月经3月25日，乃停经近3个月后用西药黄体酮方潮，量少，色红；现又70余天月经未潮，感小腹正中痛，腰胀痛，白带多，纳呆，形瘦。妇科检查（肛诊）示子宫小。舌质淡，苔薄白，脉细。

【辨证】肾虚精亏。

【治法】补肾真精。

【处方】当归20g，熟地黄20g，鸡血藤15g，白术15g，香附12g，泽兰10g，鹿角胶15g，淫羊藿10g，川牛膝10g，菟丝子15g，茯苓12g。嘱其禁食生冷。

二诊：1985年6月27日。服药后，末次月经6月12日来潮。经行6天，量多，用纸近2刀，色暗红，血块多，经行小腹隐痛，白带较前减少，口干喜饮。继服上方加白芍10g。

三诊：1985年7月25日。这次月经7月13日来潮，经行5天干净，量中等，带下正常，有时小腹隐痛；舌淡，苔薄，脉细。继服上方加枸杞子15g。

◆解析

经水，阴水也，属冲任二脉，出自肾中，为至阴之精，而有至阳之气。"经本于肾"，

◆读案心悟

月经物质基础是精血，然月经正常来潮与肾气有关。患者系未婚少女，处于生长发育的重要阶段，更应考虑到肾。况妇科检查"子宫小"。黄老认为，子宫发育不良多由肾气未充所致。治疗上抓住关键在肾，滋肾补肾，方中重用熟地黄大补肾精；助以菟丝子、枸杞子温润填精，三药配伍相得益彰，其滋养之力更强。又用鹿角胶、淫羊藿温补肾阳，鹿角下连督脉，故能补人身之督脉，补督脉即补一身之阳气，其用胶者，补阳之中寓有填精之义；淫羊藿补肾阳，温而不燥，不似附子燥烈、肉桂温热，此合扶阳育阴于一法，其目的在于协调阴阳，使阴生阳长，温阳补火助其生化。故万物之生，皆由阳气，补肾填精滋其化源，此治其本。抓住肾就抓住了本源，正如前人所说，"通经之法在于开源"，但毕竟是闭经，又兼经行腹痛，可见气血不活，又应以通为治，然通经之法绝非破气、破血所能囊括，通经之要，妙在变通。要想通之，必先充之，精充血足，经候通畅自行。所选当归、泽兰、鸡血藤、川牛膝，皆为养血、活血、通经之品，通不破散，养在其中。香附行气，直入胞中；当归为养血之首选药，以行为养，以通为用。黄老通常用量10g，平时最忌妄用重剂，以取速效，这里重用达20g之多，只因当归能养能通，与患者因虚致闭，正好药证吻合，故不惜重用，而取效甚速。用白术、茯苓健脾，滋其化源佐以温通，通不破散，补不滋腻，变通灵活，恰如其分，故取速效而无不良反应。

【引自】梅乾茵. 黄绳武妇科经验集. 北京：人民卫生出版社，2004.

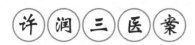

許润三医案

康某，女，18岁。初诊：1985年6月13日。病史：患者11岁月经初潮，既往月经后期，每40～50天一潮，量少，伴有痛经，后经治疗痛经好转，但月经后期越来越严重；1984年春节回北京探亲时，因"闭经"做腹腔镜检查，诊断为"多囊卵巢综合征"。自去年8月1日开始，至今近1年月经一直未潮，其间求医，曾服中药200余剂，大便干结，腹部胀气，经服中药治疗有所好转，但月经终未来潮。观其形体消瘦，面色暗，情志抑郁，多毛，以双下肢为甚；小便次数多，口不甚干；舌偏红，苔白，脉细数。

【辨证】血虚生热。

【治法】补血制火。

【处方】鹿角霜15g，香附12g，鸡血藤15g，鳖甲30g，菟丝子15g，薏苡仁15g，鸡内金10g，柏子仁10g，泽兰10g，川牛膝10g，益母草12g。

二诊：1985年7月4日。月经仍未潮，夜晚燥热，口干喜饮，二便调，纳可；舌红，苔薄黄，脉细。继服上方加浙贝母15g。

三诊：1985年7月21日。服药后月经于7月16日来潮，始色黑如渣，后转红，量少，3天净，经后烦热感消失；舌红，苔薄，脉细弱。继服上方。

四诊：1985年8月16日。服药后月经于8月9日来潮，现已干净，量较前增多，月经颜色已转红，无腰腹痛，精神转佳；舌红，苔薄，脉细。继服上方以巩固疗效。

◆ 解析

多囊卵巢综合征，中医学无类似病名，散载于中医学文献"月经过少""闭经""不孕"等篇里。据现代一些报道，多囊卵巢综合征的中医治疗多采用补肾养血、化痰软坚法。

◆ 读案心悟

根据患者具体情况，辨证与辨病相结合，此患者月经后期渐至闭经，现已停经年余未潮，虽已服中药200余剂，均未见明显疗效。以辨证看，其突出特点是年方十八，属室女闭经。方中用柏子仁养心血又可润肠通便，牛膝、泽兰活血调经、引血下行，此治室女闭经之柏子仁丸主药；又助以鸡血藤养血、活血。多囊卵巢综合征就中医学观点看，卵巢肿大、包膜增厚，属中医学"癥瘕"范畴，故用鳖甲、浙贝母配鹿角霜软坚散结。其中鳖甲又能坚阴，补阴不足；浙贝母祛痰化湿，清热解毒。患者虽多毛但并不肥胖，缘何用祛湿化痰药？多囊卵巢属囊性肿块，聚湿生痰所致，故在浙贝母的基础上更重用生薏苡仁利湿以解下焦之毒。香附行气开郁治其心情抑郁，又治闭经，治血以行气为先是也；鸡内金消腹胀又活血化滞，其用多途。全方辨证抓住重点，辨病符合情理，故取效迅速。

【引自】王清.妇科专家卷·许润三.北京：中国中医药出版社，2013.

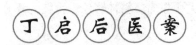

丁启后医案

周某，女，50岁。初诊：1985年10月12日。主诉：月经失调4月余。今年6月孩子不幸身亡，即忧郁成疾，6月后即闭经3个月余。末次月经9月10日，经量多，色红，经行小腹坠痛，至今30余天不净，注射止血药亦无效。心情烦躁，周身乏力，整夜不能入睡，时时欲哭，不能自止，不能起床，二便尚可，以往月经正常。诉说病史时，愁容满面，泪流不止。曾先后服中药20余剂，观所用方均逍遥散加减。舌质偏暗，苔薄，脉细。

【辨证】情志伤阴。

【治法】滋肾培土调肝。

【处方】生地黄、熟地黄各30g，白芍15g，墨旱莲24g，太子参15g，甘草6g，丹参12g，百合20g。

二诊：1985年11月1日。服上方3剂，阴道出血干净，服5剂后精神情绪明显好转，食欲增加。服药后矢气多，稍劳累全身乏力，舌脉同上。继服上方。

三诊：1985年12月5日。服上方近30剂，月经已恢复正常，心情舒畅，近来工作比较忙，但无疲劳感。要求继服上方一段时间以巩固疗效。

◆ 解析

情志所伤，肝首当其冲。古人有言：七情所伤，气郁为先，木郁为五郁之首，气郁乃六郁之始，肝郁为诸郁之主，治郁要在疏肝。患者因儿子不幸身亡，心情抑郁成疾，致使气机不畅，肝之贮藏调节失常，而致月经紊乱，经行腹痛。情志过极，皆从火化，火动则真阴受劫，上扰于心，下累及肾，故心情烦躁，治以疏肝解郁自属正治，缘何不效？患者年过七七，肾中精气渐衰，又遭变故，悲伤不节，暗耗精血，肝气郁则脏阴亏，本精血不足，又频服香燥，虽能疏肝解郁却有伤阴之弊，伐伤肝气。肝为木脏，全赖土以滋培，水以灌溉，水足则木旺，顺其条达畅茂之性，其气可调，其郁可解。黄老抓住肝之特性，治肝不效，改为不重治肝，而重壮水兼培脾土以补肝气。方用生地黄、熟地黄滋肾精、壮肾水；墨旱莲滋肾泻火止血；太子参健脾、益气阴；白芍养肝血、柔肝敛阴；丹参养血、活血、调经；百合敛气养心，安神定魄。张机用此治百合病，丁老用此治更年期之心神不宁之证其效甚

◆ 读案心悟

捷。全方组成，药仅七味，用药法则却大有突破，治肝郁之证，不以治肝为主，而重治肾，兼治脾土，以土生木。虽为郁证，但无一味理气之药，水足土健则木自旺，何郁不解？

【引自】丁丽仙. 丁启后妇科经验. 北京：中国中医药出版社，2014.

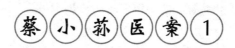

蔡小荪医案 ①

虞某，28岁，已婚。初诊：1975年5月2日。病史：经素愆期，量少色暗，经临前乳房胀痛。现停3个月未行，胸闷纳呆，喉间痰滞不畅，疲惫神倦，大便艰难；脉弦少力，苔薄微腻，质偏红，边有齿印。月经16岁初潮，每停经即注射黄体酮，渐致经闭，旬前曾注射西药未效。

【辨证】素体营亏，痰阻胞络。

【治法】姑拟理气化痰，养血调经。

【处方】赤丹参9g，炒当归9g，抚川芎4.5g，川牛膝9g，制香附9g，焦枳壳4.5g，制胆南星4.5g，桃仁泥9g，九节菖蒲4.5g，原红花4.5g，法半夏4.5g，白芥子3g，白茯苓12g，郁李仁6g。

二诊：投剂后5天即经转，量不多，3天净，大便已通，痰涎亦少，唯腰酸眩晕。宗原法去桃仁、郁李仁、红花、牛膝、丹参，加紫河车9g，巴戟天9g，鹿角霜9g，沙苑子9g。续服5剂。

三诊：诉带下黄白略多，再从上方加椿根皮9g，粉萆薢12g，焦车前子（包煎）12g。服5剂。药后一旬，月经值期而至，量较增，乳腹未胀，痰滞亦化，纳谷已馨，精神亦振，兹后月经已有规律，每隔35～45天一转。

◆ 解析

朱震亨云："经不行者，非无血也，为痰所凝而不行也。"方中二陈为治痰要药，化

◆ 读案心悟

妇科病

名医验案解析

痰理气，运脾和胃；加胆南星、石菖蒲祛痰开窍；白芥子辛散理气，温通豁痰，并搜皮里膜外之痰湿；枳壳宽中行气，泄痞闷而消积滞；香附、郁金顺气以行水，水行则血行；用当归、丹参养血活血，润燥而不腻；牛膝引血下行，通利冲任。

本案脉弦舌红，乳胀胸闷，经色带暗，痰涌便秘，为气滞痰郁夹瘀阻，故拟导痰顺气汤合桃红四物汤加减。方用石菖蒲、胆南星、白芥子、半夏、茯苓、香附、枳壳等健脾化湿、理气消积、祛痰宣闭的药外，又加桃红四物（去生地黄）、牛膝、丹参、郁李仁养血、活血以通经。药后经转，除去活血化瘀诸药，而加紫河车、鹿角霜、巴戟天肉、沙苑子峻补阴阳，益精培元，使肾气旺盛，痰饮自化。月经期后，用补肾培元，化痰通窍之法，以阳施阴化，而有利于排卵。继而加椿根皮、萆薢、车前子等清泄利水，化湿止带之品，使气行、水行、血行。综观案中用药特点为补肾、化痰、活血以促使排卵；气行、水行、血行以通胞络，以达脏腑和顺，络道通畅，而奏其效。

【引自】蔡庄，周珮青.蔡氏女科经验选集.上海：上海中医药大学出版社，1997.

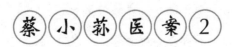

蔡小荪医案 2

荣某，女，24岁，未婚。病史：2年前施直肠癌手术，又做"化疗"半年，经渐闭止，越一载余，曾注射黄体酮无效。形体瘦弱，面色㿠白，眩晕，精神疲惫，纳呆，便溏，畏冷肢清，腰酸腿软；脉沉而细，苔薄质淡，边有齿印。

【辨证】脾肾不足，血海虚损。

【治法】育肾健脾，和营调经。

【处方】潞党参12g，炒白术9g，全当归9g，鹿角霜9g，巴戟天9g，红花4.5g，补骨脂9g，淫羊藿12g，白茯苓12g，制附块9g，炙龟甲9g，龙眼肉9g。

服药5剂后腰酸、精神疲惫、便溏、面浮等症均好转，带下有增，宗原法加紫河车9g。再次复诊便溏已止，去附块、补骨脂，加熟地黄9g，仙茅9g。继服10剂后，月经来潮，色淡不多，3天即净。上方又服10剂，并加服孔圣枕中丹，第2次转经，经期已准，量亦增，色鲜红，诸症均瘥，纳谷已馨，精神亦振，基本告愈。

◆解析

张介宾认为，经病多起于心、肺、肝、脾四脏，但总归脾、肾，所以治疗闭经，必专固其本。方中以龟、鹿、紫河车大补肾元，填补精髓，所谓"补之以其类也"；以党参、白术、茯苓、当归、龙眼肉补益气血，建中养营；以巴戟天肉、淫羊藿、制附块、补骨脂补肾助阳，化气培元，火旺则土强健运，以气能化精，精能化血；红花养血活血，调补冲任。复诊便溏止，而加熟地黄、仙茅、孔圣枕中丹益肾宁心，利心气以下通于肾；补肾精以上交于心，心肾相交，水火相济，阴阳并施，气血互补，脏气冲和，冲任通调，而月事应期。

◆读案心悟

【引自】蔡庄，周珮青.蔡氏女科经验选集.上海：上海中医药大学出版社，1997.

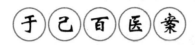

童某，女，27岁，已婚未育。初诊：1986年7月18日。病史：经素愆期，甚至数月一行（末次月经1986年2月21日）。量少色暗，点滴即净。现阻5个月，头痛、烦躁、便艰、口干，躯体肥胖。周前乳房胀痛，挤之有汁，平素带下不多。内分泌测定：促卵泡激素3.6U/24h，促黄体生成素2.2U/L，催乳素64μg/L。蝶鞍摄片排除垂体腺瘤，基础体温呈单相。婚后3年不孕，以往有肝炎史。脉形沉弦，苔薄、质红。

【辨证】冲任蕴热，瘀阻胞络。

【治法】清热通闭，活血调经。

【处方】全当归9g，生地黄9g，杭白芍9g，川牛膝9g，川郁金9g，石菖蒲3g，鸡血藤12g，生大黄（后下）4.5g，玄明粉（冲服）4.5g，炮穿山甲9g，生麦芽30g。

二诊：1986年8月16日。进药7剂后烦热、头痛等恙好转，带下增多，泌乳已少，大便亦畅，舌脉同前。仍宗原法，去玄明粉加红花4.5g，土鳖虫9g。服中药14剂，月经于8月26日来潮，量显增多，小腹微痛，4天而净，经前乳胀减轻；脉弦少力，苔薄质红。效不更方，再宗原法续进7剂。兹后二次转经之时，原法加用制香附9g，炒白术6g。经治后月经周期已基本调准，经量正常，泌乳、头痛等恙均除，基础体温呈不典型双相。复查内分泌：血促卵泡激素11.2U/24h，促黄体生成素14.5U/L，催乳素18.7μg/L，指标均已恢复正常。翌年3月告之已受孕。

◆ 解析

本病中医学归属于"乳汁自溢""闭经""不孕"等范畴。治以张从正玉烛散加减化裁。玉烛散是以四物汤合调胃承气汤化裁而成，功为养血泻火，清热通经。其中大黄重浊下行，

◆ 读案心悟

泻滞通经，功效最著，李杲也推崇其为"调血脉，除包络中火邪，而经自行矣"；方中删去川芎，虑其香燥上窜之弊，加用牛膝活血下行，通利下焦；穿山甲（复诊加土鳖虫）以散血中之滞，通经络之闭；鸡血藤气清而香，补血和血，宣通经络；川郁金顺气开郁，活血调经；石菖蒲能辛散肝而香舒脾，通脑髓而利九窍，除痰浊而宁心神；麦芽健脾下气，回乳消胀，先生认为该品具有对抗或调节催乳素分泌的作用；临经再加用制香附、炒白术两味健脾疏肝，理气调经。全方用药精确，配伍得当，共奏养血活血、通脑利窍、顺气舒络、退乳下经之效。

【引自】邓沂.于己百妇科经验选集.北京：人民卫生出版社，2008.

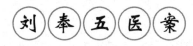

刘奉五医案

张某，女，18岁。初诊：1973年7月2日。病史：患者末次月经为1972年4月，量少，色暗红，现已闭经1年余，带下色白、质稀，伴有小腹胀，曾作妇科检查称"子宫发育不全"。舌象：舌质暗淡；脉象：沉弦。西医诊断：继发闭经。

【辨证】肾气不足，血虚经闭。

【治法】补肾益精，养血通经。

【处方】当归9g，川芎5g，白芍9g，熟地黄12g，仙茅5g，淫羊藿9g，菟丝子9g，覆盆子9g，车前子9g，枸杞子12g，五味子9g，牛膝9g。

二诊：1973年7月30日。服上方14剂后，自感头晕，急躁，腹胀，脘闷，面部发热；脉沉弦滑，苔白。

【处方】当归9g，白芍15g，川芎5g，生地黄15g，麦冬12g，泽兰9g，益母草12g，牛膝12g，红花9g，芦荟5g，玄参9g，车前子9g。

三诊：1973年8月5日。上方服1剂，7月31日月经来潮，量中等，色正，行经5天。

◆ 解析

◆ 读案心悟

　　本方用于治疗血虚肾亏所引起的闭经，或产后大出血所引起的希恩综合征。此类患者表现为精神疲惫、腋毛及阴毛脱落、生殖器官萎缩、闭经、性欲减退、阴道分泌物减少及乳房萎缩等症状。

　　本方用五子衍宗丸补肾气，其中菟丝子苦平补肾，益精髓；覆盆子甘酸微温，固肾涩精；枸杞子甘酸化阴，能补肾阴；五味子五味俱备，入五脏大补五脏之气，因其入肾故补肾之力更强；车前子，性寒有下降利窍之功，且能泄肾浊补肾阴而生精液。配合仙茅、淫羊藿（仙灵脾）以补肾壮阳。五子与二仙合用的目的是既补肾阳又补肾阴，补肾阳能鼓动肾气，补肾阴能增加精液。肾气充实，肾精丰满，则可使毛发生长，阴道分泌物增多，性欲增加，月经复来。临床观察有促进排卵的功能，肾气及精液充足，督脉充盈，脑髓得以濡养，脑健则可使记忆力增强，精力充沛。

　　【引自】北京中医医院北京市中医学校.刘奉五妇科经验.北京：人民卫生出版社，2006.

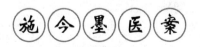
施 今 墨 医 案

　　褚某，30岁。初诊：既往月经基本正常，无任何特殊症状。去年夏天以来，发现月经延期，量少，且开始周身不适，食欲减退，腰腿酸楚。去年9月最后一次经行之后，至今10个月未再来，但无发热、咳嗽、消瘦等现象。

第十二章 闭经

近来则感头晕，腰酸，不思饮食，经仍不至而求诊。舌苔白而微腻，脉象弦涩。辨证立法，《黄帝内经》云："月事不以时者，责之冲任。"冲为血海，隶于阳明，阳明属胃，饮食入胃，游溢精气而化为血，营出中焦，中焦失其变化功能，所生之血日少，上既不能奉生于心脾，下又无以泽冲任，是以经血无从而来。《黄帝内经》谓："二阳之病发心脾。"

【辨证】脾胃虚弱，血少经滞。

【治法】和胃健脾，养血通经。

【处方】川杜仲10g，生地黄、熟地黄各6g（砂仁5g，同捣），杭白芍10g（柴胡5g，同炒），川续断10g，沙蒺藜10g，白蒺藜10g，酒川芎5g，苦丁茶5g，鹿角胶6g（另溶兑服），白术6g，酒当归10g，金狗脊12g，酒丹参10g，绿萼梅6g，谷芽、麦芽各10g，炙甘草3g。

二诊：服药3剂，诸症如前，原意疏方继服。

【处方】全当归10g，左金丸6g（布包），生地黄、熟地黄各6g（砂仁5g，同捣），旋覆花3g（茜草5g，同布包），酒丹参10g，酒川芎5g，鹿角胶6g（另溶兑服），阿胶珠10g，白术6g，谷芽、麦芽各10g，赤芍、白芍各10g（柴胡5g，同炒），茺蔚子6g，绿萼梅6g，广陈皮6g，怀牛膝10g，炙甘草3g。6剂。每晚服玉液金丹1丸，共服15天。

三诊：患者服完上药15天，4天前，月经来潮，量不多，色黑，脉象转趋流利尚带弦意，再本原方加减。

【处方】沙蒺藜10g，白蒺藜10g，桑寄生12g，细辛1.5g（砂仁5g，同打），生地黄、熟地黄各6g，赤芍6g，酒当归10g，柴胡3g（桂枝3g，同炒），白芍6g，油松节10g，酒川芎5g，蕲艾叶5g，阿胶珠5g，山楂炭10g，炙甘草节6g，旋覆花6g（真新绛6g，同布包），鸡血藤15g。

四诊：上次经行5天止，三诊处方共服4剂，月事再延2个月又来1次，血量仍少，4天止，食欲已好，困倦酸楚之感大减，脉象沉而有力，恙延已久，拟服丸药，益气生血，以使阳生阴长。

【处方】酒丹参30g，牡丹皮30g，泽兰叶30g，茜草根30g，益母草120g，茺蔚子30g（酒洗），南红花30g，沙苑子30g，金毛脊30g，功劳叶30g，酒当归30g，生地黄、熟地黄各30g，白蒺藜30g（酒炒），酒川芎30g，酒大黄30g，鹿角霜30g，炒枳实30g，白术30g，海沉香15g，春砂仁15g，炙甘草30g，共为细末，炼蜜为丸，每日早、晚各10g，白开水送服。

◆ 解析　　　　　　　　　　　◆ 读案心悟

　　患者闭经无明显诱因，从病情发展看，先现月经错后，量少，伴周身不适、食欲缺乏、腰腿酸楚，逐渐发展成闭经，苔白微腻，脉弦涩。且脾病累及肝肾，从四诊的方药也可看出，健脾为主，以养血、荣肝、益肾，使气血生化有源，稍佐理气活血之剂，使气血流畅，自然血海充盈，经血得行。

　　【引自】祝谌予，翟济生，施如瑜．等．施今墨临床经验集．北京：人民卫生出版社，2006.

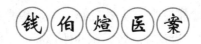

钱伯煊医案

　　徐某，30岁，已婚。初诊：1961年4月20日。闭经1年半，妊娠3次生产3次。1958年末次分娩，臀位产出后，流血约750mL，哺乳8个月，停乳4个月后，月经来潮，血量逐次减少，5个月后闭经。1959年10月最后1次来潮，仅流少量血性分泌物，闭经迄今，其间曾做人工周期，能按期来潮。1959年10月做基础代谢为5.6%，子宫内膜检查无结核。1960年5月黄体酮试验（－），6月连续检查宫颈黏液半个月，均无结晶出现，某医院初步诊断为卵巢功能低下性闭经，怀疑希恩综合征初期。目前症状：头晕眼花，四肢无力，体重日减，腰腿酸软，性欲减退，面色萎黄；舌苔薄黄、多刺，脉象沉细。

　　【辨证】血虚经闭。

　　【治法】补益肝肾，佐以调经。

　　【处方】四物汤合柏子仁丸加减。干地黄12g，当归9g，白芍9g，川芎4.5g，龟甲15g，柏子仁12g，泽兰9g，川续断12g，桑寄生12g，牛膝9g，橘皮3g，谷芽12g。4剂。

　　二诊：1961年4月25日。曾于4月21日阴道出血少许，服药后腿膝稍觉有力，仍感腰痛疲惫，右胁隐痛，胃纳转佳，夜寐尚安，二便如常；舌苔黄微剥、边刺，脉象沉细。月经有来复之象，仍从前法，更进一筹。

【处方】当归9g，白芍9g，干地黄12g，川芎6g，柴胡6g，炙香附6g，卷黄
蘖9g，柏子仁12g，川续断12g，泽兰9g，牛膝9g，净乳香、没药各3g。6剂。

三诊：1961年5月5日。右胁隐痛，臀部胀坠，腿软无力；舌苔糙白、中
微剥边刺，脉左沉细、右细弦。血虚气滞，经脉不通，仍从前法，加以通经
消瘀之剂。

【处方】熟地黄12g，当归9g，赤芍6g，丹参9g，桃仁9g，红花3g，卷黄
蘖9g，牛膝9g，炙香附6g，青皮6g，橘皮3g。用此方连服1个月。

四诊：1961年6月13日。月经于6月6日来潮，量多色红，无血块，今尚
未净，月经初来时感觉阴道下坠，臀部胀滞，手足心热，纳呆少寐，近夹感
冒，咳嗽咽痛，舌苔薄黄微垢、边尖有刺，脉细。月经已能自动来潮，当前
兼有外感，宜先祛风清热，宣畅肺气，佐以和胃益肾。

【处方】荆芥炭6g，桑叶9g，紫菀3g，桔梗6g，生甘草3g，杏仁9g，扁
豆衣9g，橘皮3g，谷芽12g，桑寄生12g，川续断12g，枇杷叶9g。6剂。

五诊：1962年1月16日。相继服中药后，月经每月均能来潮，量少，2天
左右净，经期腰酸，臀部发胀，头晕目眩，午后倦怠；舌苔黄中微垢、微
剥，边有刺，脉象沉细。治宜补肝肾、调冲任。

【处方】地黄12g，白芍9g，菊花6g，金樱子9g，丹参9g，黑栀子9g，橘
皮3g，川石斛12g，黑豆12g，川续断12g，桑寄生12g，泽兰9g。6剂。

◆ 解析

此案属于纯虚证，故一诊之时大手笔地给
予养血补肾之剂，二诊、三诊时稍佐通经消瘀之
剂，使血海充盈，地道得通，月经可行。在补
和通的问题上应如何把握？本例由产后大出血
引起，产后为多虚多瘀之秋，大出血是一个血
损伤气的病理过程，气血虚极可至肾亏，两虚
相加，虚象愈著，故补应为主。二诊、三诊时已
显郁瘀之象，此时应用通法，可使地道通畅，
好比水库注满水后要疏浚河床，使开闸放水后
水流顺畅。

【引自】中国中医研究院西苑医院. 钱伯煊妇科医案. 北京：人民卫生出
版社，2006.

◆ 读案心悟

第十三章　带下病

　　带下病是指带下量明显增多，色、质、气味发生异常，或伴局部或全身症状者。妇女在月经期前后、排卵期、妊娠期带下量增多而无其他不适者，为生理性带下，不作疾病论治。西医学的各类阴道炎、宫颈炎、盆腔炎、内分泌功能失调，以及生殖系肿瘤等疾病引起的阴道分泌物异常与本病的临床表现相类似，可参考论治。

　　带下病多系湿邪为患，而脾肾功能失常又是其发病的内在条件。病位主要在前阴、胞宫，任脉损伤，带脉失约是带下病的核心机制。本病治疗以除湿为主。一般治脾宜运、宜升、宜燥；治肾宜补、宜固、宜涩；湿热和热毒则宜清、宜利。故本类方剂多由健脾益气、补肾止带、散寒除湿、清热利湿等药物为主组成。

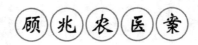

顾兆农医案

名医小传

顾兆农，著名老中医，行医数十载，尤对内、外科病症治法独特，经验丰富。他早年受业于上海已故名医吴秉卿，深得先师真传。顾老平生谦虚谨慎，勤思好学，注重前贤之说，善于博采众家之长，对祖国医学之理、法、方、药均有很深造诣，在临床实践中，积累了极为丰富的临床经验。他的典型病案、施治经验、学术观点及医论医话都收集在《顾兆农治验详析》里。

肖某，44岁。初诊：1984年8月3日。外阴瘙痒、带下绵绵2个月。2个月前，下部瘙痒，带下绵绵，时感灼热，带下色黄有味，稍觉腰骶酸困。近曾用甲硝唑（灭滴灵）医治，疗效不好，遂就诊中医。精神不振，纳谷不馨，食后脘中胀闷，进食生冷尤著，每日如厕二三次，便质稀薄，频行矢气，近期月事提前，色淡量多。去年中秋，病患重症痢疾，迭服清热利湿、凉血解毒之剂，用药旬日方愈。嗣后，胃脘常感不适，纳谷有所减少，精神渐不如前。今年春季，经量渐见增多，且每每前期而至。面色略白，舌质淡，苔薄白，脉虚细。诊断：带下病。

【辨证】湿邪下注，郁结化热。

【治法】助土祛湿，标本兼顾。

【处方】内服药：参苓白术散加味。党参18g，茯苓15g，白术15g，炒白扁豆15g，炒山药30g，陈皮10g，莲子肉15g，炒薏苡仁24g，桔梗10g，砂仁9g，炙甘草10g，干姜3g。2剂。

外用药：枯矾9g，黄檗18g，苦参15g，地肤子30g，槟榔15g，川椒6g，百部10g，苦楝根皮15g。用纱布封包上药，松散勿紧，置于盆中，另入洁净纱布1块，加水5大碗，文火煎煮，水沸20分钟后，离火，晾置至温，拧取药袋，遂用药液坐洗外阴。

二诊：1984年8月15日。因初治有效，故继诊照投前药。现内服上方8剂，外用前药3剂，病况明显好转，食量增加，便次减少，粪质成形，上腹仍时觉闷胀，稍劳即感疲乏，阴部灼痒感消失，带下色白无味，量减过半；舌淡，苔白，脉见起色。下部湿热已微，脾虚初复未健，治当助土祛湿，投下药缓图。

【处方】内服药：参苓白术散9g。早、晚各1次，连服1个月。

外用药：地肤子30g，黄檗6g。两药包煎，坐洗下部，其法同前，周日用药1剂，继用1个月。

本患者半年后函访，信告：诸恙均去，经血复常，康健如初。

◆ 解析

详察本案病史，是证之起，显因寒凉之剂过度，伤及中焦脾土，而中气不振，由微至甚，其程渐进。见病虽异，病源则一，病理之要，脾土虚损是也。治病求本，依上析理，似当应培土助中为治。然其阴户灼热瘙痒，带下色黄有味，此情显非虚疾，而实乃湿热作祟。究其病机，脾虚湿注于下，湿聚郁蒸化热是也。届时投治，如建中土则有助虐湿热之虑，若清湿热又有折伤脾气之忧，孰以为是，诚当深思。而面对其难，顾老特巧设内分兵之法，扶正祛邪兼行，药后疗效满意。案中内服参苓白术散加味，集补虚、渗湿、行滞、调气于一方，尤以健脾助土之力为强。

【引自】薛莱.顾兆农治验详析.北京：人民军医出版社，2011.

◆ 读案心悟

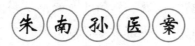

朱 南 孙 医 案

张某，51岁，已婚。初诊：1993年3月3日。正常生产2胎，人工流产1次，形体健硕，七七之年绝经，于停经前一度经乱，曾因经淋不止诊刮、取环，术后休息1周，事后病理报告示妊娠内膜（残留）。停经2年来带下绵绵不绝，色白、质稀如水，伴小腹作胀及酸楚，口干唇红，精神疲惫乏力；舌质红，苔薄黄少津，脉沉细。

【辨证】肝热素盛，肾气虚弱，带脉失司。

【治法】清肝益肾，约束带脉。

【处方】生地黄12g，侧柏叶12g，地榆12g，椿根皮12g，怀山药12g，白头翁12g，芡、莲须各9g，玉米须20g，金樱子12g，钩藤（后入）12g，夏枯草12g。7剂。

二诊：1993年3月10日。药后带下遂止，大便干结，鼻中干燥，口苦且渴；舌质红，苔薄少津，脉沉细。

【辨证】肝肾阴虚，带脉失司。

【治法】清肝益肾固带。

【处方】生地黄15g，白芍9g，黄芩6g，知母12g，川黄檗9g，地榆12g，侧柏叶12g，白头翁12g，杜仲12g，桑寄生12g，太子参15g。12剂。

三诊：1993年3月24日。带下之症已瘥，诸症亦平，仍如前法调治以资巩固。

◆ 解析

患者体质素健，七七之年，肾气渐衰出现经乱，漏下日久不止，经诊刮方知为胎漏所致，术后未得适当休养，肝肾耗损，湿热之邪入侵，客于胞宫胞络，带脉不固，故带下绵绵不绝，伴小腹酸胀。口干唇红、舌质红、苔薄黄少津示肝热偏盛，立清肝益肾、约束带脉法调治。用生地黄、山药、地榆、侧柏叶、钩藤、夏枯草清肝热，滋肾水；椿根皮、芡须、莲须、金樱子、白头翁固涩带脉。7剂症平，再12剂巩固，以滋养肝肾调治善后。

【引自】姚乃礼，王思成，涂春波.当代名老中医典型医案集（第2辑）·妇科分册.北京：人民卫生出版社，2014.

◆ 读案心悟

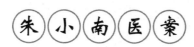

赵某，43岁，已婚。初诊：1961年9月7日。患者生3胎，小产3次，小产后胞宫受伤，时流黄水，气味秽臭，乃于9月7日至17日来诊，共6次，服药12剂，症遂痊愈。经期超先，量少约4天净。上月13日转，时流秽气黄水，迄今已3年余，子宫并有下垂感，腰酸肢软；舌质红，苔薄黄，脉细数。

【辨证】脾虚肾亏，任脉不固。

【治法】补气升陷，健脾束带。

【处方】升麻2.4g，黄芪9g，巴戟天9g，狗脊9g，焦白术6g，生地黄9g，黄檗9g，青蒿6g，椿根白皮12g，白芍6g，金樱子9g，炒枳壳4.5g。

二诊：9月9日。服药后，流淌黄水稍减，气味仍然腥臭，小腹垂感减轻，刻有心烦口燥；脉象细数，苔黄腻，带脉弛缓。湿热下注。治拟健脾束带、清利湿热。

【处方】焦白术6g，陈皮（新会皮）6g，赤茯苓9g，蛇床子12g，土茯苓12g，墓头回12g，白槿花9g，海螵蛸9g，炒枳壳4.5g，升麻2.4g，鸡冠花9g。

三诊：9月11日。服药后子宫下坠感已瘥，黄水亦减，前晚经水准期而来，现感腰膝酸楚，精力疲乏。经期中调气补肾为要。

【处方】川续断9g，杜仲9g，巴戟天9g，狗脊9g，炙香附9g，枳壳4.5g，怀山药9g，生地黄12g，青蒿6g，当归6g，陈皮6g。

四诊：9月13日。经水已净，胃口亦开，头目昏花，黄水又复淋漓；脉象滑数，苔黄而腻。湿热复盛。治拟清热利湿、并固带脉。

【处方】焦白术6g，陈皮6g，臭椿皮12g，五味子4.5g，海螵蛸9g，狗脊9g，黄檗9g，青蒿6g，土茯苓9g，焦山栀子9g，茯苓6g。

五诊：9月15日。黄水已大减，日仅流出数滴，症已大好，唯精力疲乏，头目昏花；脉象虚数，舌苔黄腻。中气虚弱，湿热未清。治拟补气固带、清利湿浊。

【处方】黄芪9g，党参4.5g，焦白术6g，陈皮6g，白芍6g，龙胆4.5g，土茯苓12g，墓头回12g，川黄檗9g，蛇床子9g，五味子4.5g，白果7粒（打碎）。

六诊：9月17日。上方服药后，黄水已止，腰酸肢软亦瘥；脉象虚而稍数，舌苔薄黄。湿热十去八九，及时调养。治拟以补气固肾，兼清余邪。

【处方】党参6g，杜仲9g，续断9g，狗脊9g，巴戟天9g，怀山药9g，焦白术6g，陈皮6g，土茯苓9g，黄檗6g，白果7粒（打碎）。

◆解析

患者小产后胞宫受伤，未注意清洁，湿热等乘虚侵入，以致感染后时流浊水，已有3年余病史，拖延日久未治。子宫下垂为新病宜当先升陷，乃用升麻、黄芪、白术、巴戟天、狗脊等补气固肾，升提带脉。佐以黄檗、青蒿等清利湿热，服后带脉已渐固，下垂感也已减轻，而内热心烦，湿热颇盛。二诊一面升提束带，如用升麻、白术，另一面则用土茯苓、蛇床子、墓头回等清利湿热，复用海螵蛸、鸡冠花固涩。服药后子宫下垂已愈，湿热症状也减轻，而经水又临，在经期中不能偏于过凉，更不能止涩，过凉能引起腹痛，止涩则经水内留，小腹会有胀坠征象，引起淋漓不爽，所以用补肾调经药。其间因患者一向经水早期，此次虽准，仍用青蒿一味，预防其下次超先，全方性质平稳，照顾其行经期的特点。经后一般多带，四诊时湿热复盛，黄水又多，乃以清利湿热为主，茯苓、黄檗、栀子、青蒿同用，清热利湿力宏，复用臭椿皮、海螵蛸等固涩以制止黄水的产生，服后获效显著，症有转机。五诊仍用清利湿浊药，再接再厉，驱除余邪，佐以补气药，以恢复其体内的抵抗力，一鼓作气，协同歼敌，药后黄水已停。六诊则用补养固涩善其后，巩固疗效，预防复发。

【引自】朱南孙，朱荣达.朱小南妇科经验选.北京：人民卫生出版社，2006.

◆读案心悟

门成福医案

白某，36岁。初诊：1981年8月15日。白带量多色白，质清稀绵绵不断，腰膝酸软，头晕，小便频数，大便溏；舌质淡，苔薄白，脉沉细。

【辨证】肾虚带下。

【治法】固肾收敛止带。

【处方】归肾汤加味。菟丝子30g，桑寄生25g，川续断24g，山药30g，茯苓15g，泽泻15g，山茱萸15g，枸杞子15g，益智仁12g，怀牛膝12g，海螵蛸15g，茜草12g，白术15g。3剂，每日1剂，水煎服。

二诊：1981年8月18日。服上药白带量减少，大便成形，其他无变化。

【处方】菟丝子30g，桑寄生25g，川续断24g，山药30g，茯苓15g，泽泻15g，山茱萸15g，枸杞子15g，益智仁12g，怀牛膝12g，海螵蛸15g，茜草12g，党参24g。3剂，每日1剂，水煎服。

三诊：1981年8月21日。服上药后带下量少，腰痛亦轻，其他正常。

【处方】菟丝子30g，桑寄生25g，川续断24g，山药30g，茯苓15g，泽泻15g，山茱萸15g，枸杞子15g，益智仁12g，怀牛膝12g，海螵蛸15g，茜草12g，党参30g，白果15g。4剂，每日1剂，水煎服。

四诊：1981年8月25日。自述服上药后白带已止，继服上方6剂，每日1剂，水煎服。

五诊：仍觉头晕，小便正常。拟上方加生荆芥6g，继服6剂。后患者来告知，白带已正常。

◆ 解析

此患者任脉不固，腰为肾之府，肾虚则腰腿酸软，髓海空虚则头晕；肾阳不足，上不能蕴脾阳；肾阳不足，命门火衰，不能下暖膀胱，故大便溏，小便次数多；舌质淡，苔白，脉沉细，

◆ 读案心悟

均为肾阳不足之症。方中菟丝子、桑寄生、川续断、山茱萸、枸杞子、海螵蛸、茜草补肾固冲任；泽泻、茯苓、白术健脾除湿止带；益智仁补肾缩小便；怀牛膝引诸药直至病所。

【引自】门成福.门成福妇科经验精选.北京：军事医学科学出版社，2005.

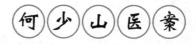

刘某，40岁。初诊：1992年9月5日。主诉：白带量多半年。现病史：患者近半年来白带量多，且日渐增多，色白如米汁，微有腥秽，现每天需用卫生巾垫5～6片。月经2～3个月一行，量多，多日难净。曾经妇科检查、宫颈刮片、白带化验均无殊。7月18日因月经量多如崩做诊刮术，病检报告为子宫内膜呈增长反应。诊断：①无排卵型功能性子宫出血；②颈管炎。曾经前医益气化湿、清热化湿、补肾止带等中药治疗3个月无效而来求诊。腰酸跗楚，腹胀便溏，神倦乏力。望闻切诊：面色欠华、形体虚胖，口无臭味；脉虚细，苔薄，舌质淡。辨证分析：脾肾不足，运化失职，湿热下注，带脉失约而致带下。诊断：①带下；②崩漏。

【辨证】脾肾阳虚夹湿型。

【治法】益气补肾，温阳化湿。

【处方】党参30g，清炙黄芪24g，苍术、白术各12g，升麻炭6g，附子炭6g，鹿角片10g，炙龟甲10g，菟丝子30g，淫羊藿12g，白毛藤30g，忍冬藤18g，炒枳壳10g，石榴皮6g。7剂。

二诊：1992年9月12日。服药后带下量已减一半，大便亦干，尚感腰酸乏力；脉细，苔薄。再宗前治。原方去枳壳、忍冬藤，加化龙骨12g，煅牡蛎18g。7剂。

三诊：1992年9月20日。带下已少，可不用卫生巾垫，腰酸腹胀亦轻，精神转佳，月经后期来潮3天，量中等；脉细，苔薄。再拟益气补肾固摄任。前方去鹿角片、白毛藤、菟丝子改鹿角霜15g，阿胶珠12g，炙艾炭5g。7剂。

随诊：月经量中等，7天净，继续温补脾肾、化湿清带巩固调治1个月，带下除，诸恙均减而愈。

◆ 解析

夫带下俱是湿证，患者白带量多似行经，何少山谓其为白崩证。本为脾肾两亏，湿热下注化致，但病久已成阴阳俱虚，任督亏损之候，故作重剂温补回阳，不能奏效。方用党参、附子益气温阳；龟甲、鹿角一阴一阳，血肉有情；补精养阴配伍菟丝子、淫羊藿补肾填精；苍术、白术健脾；升麻升阳化湿；石榴皮固涩止带；白毛藤、忍冬藤清热化湿，且防诸药辛温劫阴之弊。故全方功专力宏，标本同治而奏效。

【引自】何嘉琳，何嘉琅主审，章勤主编.何少山医论医案经验集.上海：上海科学技术出版社，2007.

◆ 读案心悟

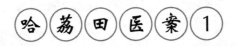

哈荔田医案 ①

穆某，28岁，已婚。初诊：1978年3月26日。带下色青，黏稠腥秽，阴户肿痛，间或作痒，小溲短赤，足胫浮肿，口苦目眩。妇科检查：阴道壁充血，有脓性分泌物，宫颈轻度糜烂、充血，左穹窿部有压痛；脉来沉弦，舌质红，苔黄腻。诊断：阴道炎。

【辨证】湿热蕴郁下焦。

【治法】分化湿热，通利膀胱。

【处方】龙胆、盐黄檗各6g，紫荆皮12g，冬葵子、车前子（布包）、冬瓜皮、川萆薢、茯苓皮各12g，茅苍术、地肤子、炒荆芥穗各9g，软柴胡6g。

名医小传

哈荔田（1911—1989），又名彤阶，著名的中医妇科专家、教育家。河北省保定人，回族。哈荔田出身中医世家，早年师从国医泰斗施今墨先生。19岁时开始给人看病，增加了临床经验。在中医最困难时期，考取了华北国医学院。1935年毕业回津行医，因精湛医术，享誉津门。

3剂，水煎服。另以地肤子、蛇床子各9g，黄檗6g，蒲公英12g。3剂，布包、泡水、坐浴熏洗，每日2次。

二诊：1978年3月30日。药后阴部肿痛较前为轻，带下量减、色转黄白，腥秽亦不若前甚，浮肿渐消，头晕、口苦皆除。妇科检查：阴道壁仍充血，脓样分泌物减少。舌苔薄腻、略黄，脉来弦滑兼数。再拟清利湿热，凉血解毒。

【处方】苍术、地肤子各9g，云茯苓、淡猪苓、冬瓜须各12g，黄檗6g，忍冬花、蒲公英各12g，紫草9g，生地黄15g，炒荆芥穗、粉甘草各5g，青橘叶6g。5剂，水煎服。外用药同前。

三诊：1978年4月8日。前方服后带下已止，阴痛亦除，足肿尽消，昨日经潮，量少、色深，块多，腹痛，不欲按捺，脉象弦细。治以活血化瘀，调经止带。

【处方】醋柴胡6g，当归、刘寄奴各12g，延胡索4.5g，生蒲黄、五灵脂、怀牛膝、香附末、杭白芍、赤茯苓各9g。3剂，水煎服。

四诊：1978年4月15日。上方服后，经血畅下。腹痛顿除，带经6天而止，经后略有白带。妇科检查已归正常。嘱服加味逍遥丸，7天，每日1次，白开水送下。

◆ 解析

傅青主谓："青带乃肝经之湿热。"以肝脉"绕阴器，抵少腹"，湿热郁滞肝经，故阴户肿痛。少腹压痛；湿热下注胞脉，蕴蓄下焦，故带下青黄、小溲短赤。治宜"泻肝木之火，利膀胱之水。"方以龙胆、黄檗泻肝经湿

◆ 读案心悟

热；冬葵子、车前子、草薢、地肤子、冬瓜皮、茯苓皮等利水渗湿消肿；紫荆皮苦平以消阴部肿痛；炒荆芥穗辛温，功能祛风胜湿，再以柴胡疏肝解郁，俾湿热难留。张璐（号石顽）曰："赤白带下，积久不愈，必有瘀血留着于内。"本例以湿热久积，蕴于血分，以致血热血积，故二诊转予清热解毒、凉血祛瘀，三诊更专事活血化瘀、疏肝理气，方虽针对痛经而设，但有间接治带之功，使瘀去而带亦蠲除。后用加味逍遥丸缓调以获全功。

【引自】哈荔田.哈荔田妇科医案医论选.北京：中国医药科技出版社，2014.

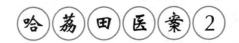

哈 荔 田 医 案 ②

鲁某，18岁，已婚。初诊：1977年5月6日。去岁曾患"尿路感染"，发作时尿频、尿痛、尿浊，愈后每见带下量多，经后无甚，色黄黏浊，臭秽难闻，恙延数月，治无著效。伴见日晡烦热，脘腹痞闷，食不知味，腰脊酸楚，少腹胀痛，口苦咽干，小溲赤热，尿道灼痛。妇科检查诊为宫颈糜烂、阴道炎。刻诊：脉来滑数，舌苔黄腻，周边薄白，舌质暗红。

【处方】盐黄檗6g，金银花12g，瞿麦穗9g，海金沙9g，车前子、滑石块各12g（三药同布包），白萹蓄、川草薢、冬葵子各9g，粉甘草6g，白檀香3g，淮木通4.5g，干虎杖12g。3剂，水煎服。另用蒲公英12g，吴茱萸3g，黄檗、蛇床子各9g。3剂，布包、泡水、坐浴熏洗，每日3次。

二诊：1977年5月16日。前方服后，带下显减，潮热未作，腰酸脘痞、少腹掣痛诸症均不若前甚。5月10日经潮，量少，色殷红，经行5天而止。现带下尚多，色黄兼赤，少腹隐痛；小便赤短，尿道涩痛。此湿热蕴于血分，水府不畅，再依前法化裁。

【处方】云茯苓12g，淡竹叶、白檀香各1.5g，血余炭、车前子（同布包）、滑石块各12g，瞿麦穗、白萹蓄各9g，忍冬花、败酱草各12g，荜澄茄、甘草梢各6g。5剂，水煎服。外用药同前。

三诊：1977年5月22日。带下止，尿痛、尿赤诸症已除，腰酸、潮热迄未再发。嘱以二妙丸半剂，胆草泻肝丸半剂，合服每日1次，空腹时白水送下，连服7天。

◆解析 ～～～～

本例素有湿热内蕴，瘀滞下焦，故初病尿频、尿痛，继而带下黄赤，气秽难当。《女科证治约旨》谓："因思虑伤脾，脾土不旺，湿热停蓄，郁而化黄，其气臭秽，致成黄带。"故湿热为带，咎在土虚木郁。本例胸脘痞闷，纳谷不馨，少腹胀痛，诸症机制当亦不外于此。湿热内蕴，津液为伤，故又见口苦咽干、小便短赤、尿道灼痛等症。治以清化湿热，因势利导，方中瞿麦、萹蓄、草薢、冬葵子、海金沙、滑石、车前子利水除湿；黄檗、败酱草、金银花、淡竹叶、木通等苦寒清热，凉血解毒；檀香入脾肺，理气止痛而和胸膈；荜澄茄入脾、肾、膀胱，止痛消食兼治淋疾，二药均属辛温，而一在上，一在下。佐用之意在于散热开结，畅利气机，非徒止痛，亦助通调水道，每在苦寒药队中佐用，而获捷效。

【引自】哈荔田. 哈荔田妇科医案医论选. 北京：中国医药科技出版社，2014.

◆读案心悟

第十四章　慢性盆腔炎

　　慢性盆腔炎是指女性内生殖器及其周围组织的炎症性病变，包括子宫、输卵管、卵巢、子宫旁结缔组织及盆腔腹膜的炎症。本病多由细菌感染所致，常见的致病菌如链球菌、葡萄球菌、大肠埃希菌、结核分枝杆菌，临床上多为混合感染。主要临床表现为小腹隐痛、胀坠，腰酸痛，精神疲惫乏力，月经失调，或有痛经，带下量多，色黄或黄白相间，质黏稠，日久不愈。慢性盆腔炎如有急性发作，应卧床休息，注意营养和液体的补充，纠正电解质及酸碱平衡紊乱，同时应选用适当的抗生素控制感染。现也常用短波、超短波、药物离子等物理疗法，通过温热的良性刺激，促进盆腔的血液循环，以利于炎症的吸收和消退。

　　慢性盆腔炎相当于中医学的"带下""癥瘕""妇人腹痛"等。主要由于人体感受湿邪，影响冲、任、督、带气血运行，或湿邪遏伏，结聚不化而成。本病以气虚血实为主，虚实错杂而又以虚为显。本病可概括为湿热夹瘀、肝郁脾虚、脾肾虚弱、肾阳亏虚、阴虚内热五种证型。其治疗当以清热利湿、健脾除湿、疏肝行气、补气活血、温阳散寒等法。

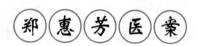

郑惠芳医案

张某，女，26岁。初诊：2009年8月22日。双侧下腹隐痛半年。近半年无明显诱因双侧下腹隐痛，经期加重，白带量多，色白，曾于某地查B超结果正常。近半年未避孕未孕至今。末次月经：7月26日（月经周期30天）。月经（4～5）天/30天，量中，色可，经前略乳胀，已婚，结婚2年。幼时曾患黄疸型肝炎。自用排卵试纸测排卵示无排卵。纳可，眠差，二便调，舌红干，脉右沉左稍细。本患者双下腹隐痛半年，属中医学"妇人腹痛"范畴，证属气滞血瘀。少腹属于肝。患者因幼时曾患黄疸型肝炎，肝气内伤，气行不畅，血行瘀阻，结于冲任胞脉，则少腹部疼痛，经期加重，气血瘀结，带脉失约则带下量多，胞脉闭阻则婚后不孕，乳房为肝经循行之处，肝经阻滞，则情志抑郁，乳房胀痛，舌、脉均为气滞血瘀之象。

【辨证】气滞血瘀。

【治法】活血化瘀，理气止痛。

【处方】当归12g，川芎6g，熟地黄15g，白芍12g，香附12g，丹参12g，延胡索9g，广木香9g，乌药9g，甘草6g。6剂，水煎服，每日1剂。

嘱经净后服药。月经干净后行子宫输卵管造影、妇科检查。

二诊：2009年10月31日。服药平妥。停服药2个月，服上药后下腹隐痛减轻。末次月经：10月20日（月经周期30天），量、色正常，4天净。现偶有小腹隐痛，但较既往明显减轻。9个月前于某妇幼医院检查，女方B超测排卵正常，宫颈Ⅱ度糜烂，有慢性盆腔炎。男方：精子畸形率53.24%，不液化，a级：29.5%，b级：13.67%。纳、眠可，二便调；舌红干，少苔，脉右沉、左缓细。停药后2个月，现下腹隐痛明显减轻，自行于某妇幼医院行妇科检查确诊为慢性盆腔炎。现患者诸症均减轻，上方香附加至15g，丹参加至15g，以增强理气活血化瘀之力；加淫羊藿18g，枸杞子16g，温补肝肾助孕；加鸡内金15g以化瘀消积。12剂，水煎服，每日1剂。

三诊：2009年11月28日。服药平妥，仍偶感下腹隐痛，生气后明显。末次月经：11月20日（月经周期30天），量色正常，4天净，纳、眠可，二便调；舌红，少苔，脉右沉、左缓细。少腹属肝，气滞则血瘀，故表现为生气后少腹隐痛。现仅生气后感下腹隐痛，上方加入炒枳壳6g，增强宽中理气之功。12剂，水煎服，每日1剂。

四诊：2009年12月30日。平妥。现已无小腹疼痛。末次月经：12月20日（月经周期30天），量、色可，4天净；舌红，少苔，脉象沉。现无小腹隐痛，上方10剂继服。

◆ 解析

慢性盆腔炎属中医学"经行腹痛""妇人腹痛""带下""月经不调"及"癥瘕"范畴。其病多由于产后或经行胞脉空虚，湿热邪毒乘虚内袭，或情志不舒，肝脾失调，致湿浊、热毒蕴结下焦，客于胞中，与气血相搏而发病。本患者病程较短，证属气滞血瘀。治宜活血化瘀，理气止痛。方中当归、川芎、熟地黄、白芍养血调经助孕；香附疏肝理气调经；丹参增强活血化瘀之功；延胡索、广木香、乌药增强理气止痛之功。经上法连续治疗3个月经周期，腹痛、带下过多未再出现。

◆ 读案心悟

【引自】叶青.郑惠芳妇科临证经验集.北京：人民卫生出版社，2013.

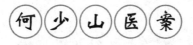

何少山医案

朱某，34岁。初诊：1999年7月3日。5月15日孕50天行人工流产术，术后恶露16天净，小腹时有隐痛，腰酸。6月8日经转，腹痛明显，血量偏多。6月11日起腹痛加重，伴畏寒发热，体温38.5℃，去医院检查诊断为急性盆腔炎，静脉滴注抗生素后体温渐正常。6月21日B超示右附件见5.7cm×5.0cm×5.3cm

囊性为主混合性包块，左附件见5.2cm×3.8cm×3.3cm不均质包块，边界尚清，子宫正常大，提示：双附件可能为炎性包块。妇科检查：宫体前位，略大，活动，左侧触及鸡蛋大小块与宫体粘连，右侧可及一鸭蛋大小肿块，压痛（＋）。症见小腹两侧掣痛，腰酸；舌红，苔黄腻，脉弦细。诊断：盆腔炎（盆腔炎性包块）。

【辨证】湿瘀互结，蕴而化热。

【治法】清热化湿，活血祛瘀。

【处方】柴胡10g，炒赤芍10g，当归10g，半边莲15g，红藤30g，败酱草30g，白花蛇舌草30g，制大黄9g，牡丹皮6g，桃仁6g，生甘草5g。

三诊后腹痛减轻，苔已薄，改以扶正祛瘀，以黄芪建中汤合红藤汤化裁，加血竭、制没药，上方连续服用3个月。B超复查：双卵巢正常大小，未及包块。

◆解析

盆腔炎性包块是继发于急性盆腔炎后的疾病。初诊时湿热之象较显，故先用清热化湿、散瘀解痛之剂，调理后待腹痛渐除，身热亦退，遂改用健脾渗湿，活血化瘀之品，重在扶正扶邪，此案循序渐进，稳扎稳打，故疗效卓然。

【引自】章勒. 何少山医论医案经验集. 上海：上海科学技术出版社，2007.

◆读案心悟

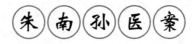

朱南孙医案

陈某，女，36岁，已婚。初诊：1977年10月27日。患者9年前出现少腹两侧疼痛，曾经某医院诊为右侧附件炎性包块。屡经中西医治疗，腹痛时轻时重，疗效不显，近半年来病势日重，月经量少。现月经已净2天，右侧少腹疼痛，黄带多，口渴便结；舌暗红，苔薄黄，脉弦。妇科检查：子宫后位，常大，活动差，压痛（＋）。附件：右侧可触及一个3cm×2cm大小包块，质软，压痛（＋＋），左侧（－）。B超探查：子宫右后上方见一个35cm×24cm大小暗区回声，边界模糊，壁厚。提示：右侧附件炎性包块。中医诊断：盆腔炎；西医诊断：右侧附件炎性包块。

【辨证】 热郁血积，癥瘕。

【治法】 疏肝清热，活血消癥。

【处方】 柴枳败酱汤加味。柴胡9g，枳实9g，赤芍、白芍各12g，甘草3g，生水蛭6g，莪术9g，败酱草30g，大黄9g，丹参15g，香附12g，牛膝9g，生鸡内金9g，延胡索12g，乳香、没药各15g，三棱9g，红藤15g。煎服。另取红藤液100mL保留灌肠。每日1次，治疗1个月。

共服药25剂，诸症消失。妇科检查：子宫后位，常大，无压痛；右侧附件增粗，无压痛，左侧附件（－）。B超复查：右侧附件未见异常。

◆ 解析

方用柴枳败酱汤加味。加乳香、没药活血化瘀止痛消癥，加水蛭、鸡内金活血逐水消癥，更配合红藤液保留灌肠，加强清热解毒之功。由于药液从肛门灌入直肠，从肠黏膜直入病所，加强疗效。治疗25天后，多年宿疾终得根治，腹痛消失，妇科检查及B超均发现炎性包块消失。

【引自】 吴大真. 现代名中医妇科绝技. 北京：科学技术文献出版社，2004.

◆ 读案心悟

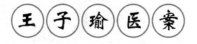

王子瑜医案

陈某，女，26岁。初诊：1975年4月16日。主诉：小腹疼痛月余。现病史：患者近月来小腹持续疼痛，经期亦痛。右侧附件包块已行切除术。近来B超发现左侧附件又有一包块，5.0cm×3.3cm大小。子宫内有多个不规则暗区。提示：左侧附件囊性包块，子宫内膜异位症。平时肛坠，倦怠，睡眠欠佳，纳呆，大便不畅；月经周期可，经期5～7天；末次月经提前10天来潮；舌暗红，苔黄腻，脉沉弦。妇科检查：子宫后位，略大，轻压痛；左侧附件可触及鸡蛋大小包块，压痛，欠活动。中医诊断：盆腔炎；西医诊断：①左侧附件炎性包块；②子宫内膜异位症。

【辨证】瘀血湿热，冲任受阻。

【治法】清热利湿，化瘀消癥。

【处方】柴枳败酱汤加减。柴胡9g，枳实9g，赤芍、白芍12g，甘草3g，三棱9g，莪术9g，败酱草30g，红藤15g，丹参15g，香附12g，牛膝9g，大黄9g，延胡索12g，乳香、没药各15g，生水蛭6g，生鸡内金9g，蒲公英30g，黄连9g，黄芩9g。5剂。煎服，每日1剂。

二诊：服后小腹疼痛、肛坠均减轻。诉矢气、便溏、腹痛。守上方去大黄5剂。

三诊：诉月经提前4天至，腹痛递减，经量中等，5天经净，净后左少腹略痛，大便略溏，倦怠心慌；舌暗红，苔黄，脉沉弱。守上方加黄芪30g，昆布15g，海藻15g。6剂，浓煎服。

四诊：腹痛未作，精神好转，略感心慌；舌红略暗，苔黄，脉弦数。守上方加沙参15g，乌药9g，再进6剂。此后B超检查子宫、附件未见异常回声。

◆ 解析

患者因金刃所伤，胞脉空虚，经期或房事不节，湿热之邪乘虚而入，与血相合，结于少腹，形成癥，阻滞气机，"不通则痛"。此刻湿热之邪偏重，故于方中加蒲公英、黄连、黄芩以加强清热祛湿解毒之力。药后出现便溏、心慌，说明病久正伤，实中夹虚，宜祛瘀清热兼以扶正。大便溏，故去大黄，佐黄芪、沙参

◆ 读案心悟

益气扶正而不恋邪，助诸药驱邪之力，再配伍昆布、海藻以祛湿软坚，使湿祛热清，气行血畅，则腹痛、癥瘕自消。

【引自】姚乃礼，王思成，涂春波. 当代名老中医典型医案集（第2辑）·妇科分册. 北京：人民卫生出版社，2014.

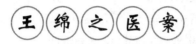

王绵之医案

王某，女，23岁，已婚。初诊：1977年7月24日。主诉：下腹部隐痛2月余。现病史：近2个月来无明显诱因下腹部隐痛，月经量多，每提前5天至，经期轻微腹痛，平素白带色黄，量多；舌暗红，苔黄腻，脉弦。末次月经1977年7月10日。曾行抗炎治疗无效。妇科检查：子宫后位，常大，质中，活动差，压痛（＋）；右侧附件可触及鸭蛋大小包块，活动差，压痛。1977年7月22日B超：子宫左后方见一个5.1cm×3.3cm包块回声，内可见光点、光带样回声，边界欠清；子宫右后方可见一"哑铃状"包块回声，大小为8.9cm×4.2cm，内可见光点、光带样回声，边界欠清。提示：盆腔内囊性包块（囊肿）。中医诊断：慢性盆腔炎；西医诊断：盆腔囊性包块（①附件炎性包块；②囊肿）。

名医小传

王绵之，男，江苏省南通人。北京中医药大学终身教授，中医方剂学专业博士生导师，国家级重点学科方剂学学术带头人。原为中华中医药学会顾问，方剂学会名誉主任委员，中央保健委员会会诊专家。1990年被人事部、原卫生部、国家中医药管理局审定为全国500名带徒的著名中医药专家。主编与参编著作9部，在国内外发表论文30余篇。

【辨证】湿热瘀血互结。

【治法】疏肝清热，化瘀利水消癥。

【处方】柴枳败酱汤加味。柴胡9g，枳实9g，甘草3g，败酱草30g，三棱9g，莪术9g，海藻15g，红藤15g，丹参15g，香附12g，牛膝9g，大黄9g，防己9g，椒目9g，葶苈子9g，昆布15g，赤芍、白芍各12g。11剂。水蛭内金片

（我院自制药）4片，每日3次。

二诊：1977年8月11日。服上方11剂后，月经于8月5日来潮，量中等，腹痛未作。守上方去三棱、莪术，加益母草30g。4剂。

三诊：1977年8月15日。患者月经未净，量增多，腰痛，口渴；舌红，苔黄，脉弦。清利固冲汤加味。

【处方】黄芩10g，黄连6g，当归10g，大黄炭10g，生地黄12g，滑石30g，通草10g，白芍12g，蒲黄炭10g，炒贯众15g，益母草30g。

四诊：1977年8月20日。服药后，月经已净5天，现黄带多，余无明显不适。妇科检查：子宫后位，常大，不活动，无压痛，双侧附件厚，无压痛，未触及明显包块。B超示双侧附件区未见异常回声。

◆ 解析

患者腹部隐痛，妇科检查示子宫及附件均有压痛，B超发现盆腔包块，范围较大，药用柴枳败酱汤疏肝清热，活血消癥，并合用己椒苈黄丸逐水化癥，加昆布、海藻化痰软坚。用药10余剂后，月经来潮，腹不痛，恐三棱、莪术动血，故去之，加益母草30g活血止血。后因患者月经来潮10余天未净，量多，考虑为湿热内扰，冲任不固所致，用清利固冲汤以清热化湿，凉血止血，药后即止。经后B超复查，包块消失。

【引自】姚乃礼，王思成，涂春波．当代名老中医典型医案集（第2辑）·妇科分册．北京：人民卫生出版社，2014．

◆ 读案心悟

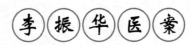

吴某，女，35岁，已婚。初诊：1977年3月1日。患者自诉下腹疼痛4天，

自己在下腹部摸到包块。昨晚下腹疼痛加剧，不能忍受，伴腰痛，当地卫生院诊断为"腹部包块待查"，转来我院。患者结婚9年未孕，月经周期20～30天，末次月经1977年2月7日，经来量中等，3天干净，1～2天后又淋漓不断，至今仍点滴未净。现感小腹胀痛拒按，腰痛；脉弦迟（脉搏60次/分），舌淡红，有瘀点，苔薄黄。妇科检查：外阴未产型。阴道光滑，宫颈光滑；子宫后位，大小摸不清，宫体前方偏右可摸到儿头大一包块，质软欠活动，包块右侧压痛明显；附件触诊不满意。腹外测包块范围约16cm×12cm。腹壁穿刺抽出黄色液体约5mL。诊断为慢性盆腔炎。

【辨证】寒凝血瘀，水湿聚积成瘕。

【治法】温经通络，利水消包块。

【处方】桂枝茯苓丸合己椒苈黄丸加减。桂枝9g，茯苓9g，桃仁9g，葶苈子9g，赤芍9g，椒目9g，防己15g，牡丹皮9g，大黄6g，昆布15g，海藻15g，牛膝9g，泽兰9g，莪术9g。2剂。

二诊：1977年3月4日。患者服上方后，解稀水样大便4次，腰及小腹疼痛减轻，包块明显减小，腹外查包块约7cm×15cm，质软。现感胸闷，脉弦缓（脉搏72次/分），舌淡红，有瘀点，苔灰薄，舌边有齿痕。继续活血化瘀、利水散结为治。守上方去大黄，加乌药9g（上方去椒目、桃仁）。共3剂。

三诊：1977年3月7日。患者服药后，小腹疼痛减轻，大便每日3次，已成形，包块缩小，腹外查包块约5cm×3cm。现左侧腰部仍痛，胸闷，腹胀。末次月经3月5日，经来量少；脉弦缓（脉搏72次/分），舌淡红，苔灰白，舌体胖。桂枝茯苓丸合己椒苈黄丸加减。

【处方】桂枝9g，茯苓9g，乌药9g，葶苈子9g，赤芍9g，厚朴9g，防己15g，昆布15g，牡丹皮9g，海藻15g，牛膝9g，莪术9g。3剂。

四诊：1977年3月10日。患者服药后，胸闷渐开。现感小腹微胀，腰仍痛，最近两天每晚解大便2次，呈稀糊状。末次月经3月5日来潮，3月8日干净，今天又回潮少许。外阴痒，白带多；右脉弦缓，左脉沉弦软（脉搏62次/分），舌淡红，舌苔少，舌质左侧可见二粒绿豆大瘀点。

妇科检查：外阴未产型。宫颈光滑，黄色泡沫样白带，量中等；子宫体后位，正常大小，活动受限；右侧附件可摸到鸭蛋大小不整形包块，有压痛，欠活动；左侧附件可扪及桃子大小包块。治宜继续活血化瘀，消包块。桂己合方加减。

【处方】桂枝9g，茯苓15g，乌药9g，葶苈子9g，赤芍9g，厚朴9g，防己15g，丹参15g，昆布15g，海藻15g，牛膝9g，莪术9g，牡丹皮9g。2剂。

五诊：1977年3月12日。患者服药后，少腹痛减轻，腰骶部痛亦减轻，大便5次，小便频短，白带多，色黄；自感五心烦热；脉弦缓（脉搏66次/分），舌淡红，舌苔薄黄，舌体胖，舌边有瘀点。证属瘀血阻滞脉络，湿从热化。治宜继续活血祛瘀，清热利湿。桂己合方合三妙散加减。

【处方】桂枝9g，茯苓15g，乌药9g，炒栀子9g，赤芍9g，防己15g，葶苈子9g，牡丹皮9g，昆布15g，海藻15g，牛膝9g，丹参15g，莪术9g，苍术9g。2剂。

六诊：1977年3月14日。患者服药后，现小腹已不胀痛，但腰仍痛，阴道有时有少许血性分泌物，白带仍多，色黄。脉弦软（脉搏80次/分），舌淡红，苔白滑，舌体胖，边有瘀点。仍守前方，加三棱9g。共3剂。

七诊：1977年3月16日。患者经以上治疗后，现仅感腰部略有疼痛，其余诸症均已消失，患者要求出院。

妇科检查：子宫体前倾偏右，正常大小；右侧附件正常，左侧附件处可摸到乒乓球大小、界限不清的包块，无明显压痛，移动性差。病情向愈，准予出院。嘱其继续在当地中医治疗。并带3月14日方10剂。

◆解析

本例患者系农村妇女，婚后9年未能孕育，心情抑郁，肝气不疏，气郁则血行不畅。方用桂枝茯苓丸合己椒苈黄丸加减。方中桂枝茯苓丸为活血化瘀、温消癥块之剂，主治寒湿凝滞、瘀血与水阻滞经脉而成的癥块；己椒苈黄丸为攻坚决壅、分消水饮之方，主治水走肠间的腹胀病，借用于此而消包块积水。二方合用，共奏温经散寒、活血祛瘀、逐水消癥之功。加昆布、海藻软坚散结；泽兰活血利水；牛膝活血祛瘀，利关节，治腰痛。二诊时

◆读案心悟

大便稀，日数次，故去大黄加乌药之辛温，以顺气止痛，散寒温肾。三诊见胸闷腹胀，再加厚朴之苦辛温，以燥湿散满，合乌药以降其上逆之气。四诊包块明显缩小，仅如鸭蛋大，由于包块缩小，左侧包块得以暴露摸及。此时胸闷渐开，只感小腹微胀，属病邪渐解。虽其白带多，阴痒，但不能视为疾病之增加，而应辨为浊湿得以温化，病邪渗出下行之兆。故守前法再加丹参活血祛瘀，乘势利导之。五诊、六诊其他各症均减，症见白带多、色黄、五心烦热，是因连进辛温通络、利水化湿之剂，使寒湿得以下行，湿邪有从热化之势，此虽佳象，但若一味辛温通利，则不能适应病情之机转，故去厚朴，再合三妙散以燥湿清热，因缺黄檗，乃以炒栀子代之。七诊诸症均已消失，病情向愈，但感腰部略有胀痛，左侧尚存乒乓球大小包块，本应继续治疗，因患者要求出院，故嘱其带药回当地就医。

【引自】赵新建，闫俊英，辛茜庭. 妇科名家医案精选导读. 北京：人民军医出版社，2007.

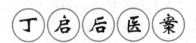

丁启后医案

闵某，女，34岁，已婚，卫生院医师。初诊：1978年10月27日。患者结婚10年未孕。月经周期尚属正常，每值经前胸乳疼痛，小腹及腰亦胀痛，经来量多。末次月经10月10日，6天干净。1967年妇科检查时，发现患者右侧附件处有混合性包块，10多年来多次治疗未效，经介绍特来我院求治。现仅感小腹胀痛，其他无特殊不适；脉弦滑（脉搏94次/分），舌淡红，舌苔薄。B超示右侧附件混合性包块，左侧附件炎性增厚。诊断：盆腔炎。

【辨证】瘀血阻滞络脉，水湿停聚。

【治法】活血祛瘀，利水散结。

【处方】桂枝茯苓丸合己椒苈黄丸加减。桂枝6g，茯苓9g，桃仁9g，葶苈子9g，赤芍9g，椒目9g，防己15g，萹蓄15g，酒大黄9g，泽兰9g，丹参12g，柴胡9g，酒当归9g，牡丹皮9g。共5剂。

二诊：1979年3月26日。患者因在外地工作，不能及时前来复诊，自己按上方共服药70余剂。最近因返本市省亲，来院复查，末次月经1979年3月26日，6天净。现小腹略有胀痛，其他均无不适感；脉弦滑（脉搏72次/分），舌红略暗，舌苔黄。B超示双侧附件炎性粘连。患者包块虽然消失，但双侧附件粘连，并小腹疼痛，是瘀血尚未去净。治以理气活血祛瘀止痛，拟四逆散加减。

【处方】柴胡9g，炒枳壳9g，白芍15g，甘草3g，川牛膝9g，丹参15g，泽兰9g，牡丹皮9g，制香附12g，炒栀子9g。共5剂。

随访：半年后信访，患者回信称附件包块消失，但附件炎症仍存，有时仍感小腹胀痛，其他无特殊不适，在当地继续中药治疗。

◆ 解析

用桂枝茯苓丸合己椒苈黄丸为主方。又患者婚后10余年未孕，情志不舒，肝气郁结，故每于经前感胸乳胀痛。气郁则血结，血行受阻，则包块日益增大。乃于主方之中，佐以调理肝气之味，气行则血行，气散则包块亦散。故加柴胡、当归疏肝解郁，又加萹蓄以增强利水散结之力。前后共服药70余剂，使寒湿渐去，瘀血得活，包块逐渐消失。二诊时，但感小腹胀痛是肝气仍结，此时之治则应以调肝理气为法，方用四逆散加减。方中柴胡、枳壳、白芍、甘草疏肝解郁；加炒栀子、牡丹皮清肝热、散气郁之火；佐以香附散肝郁，治小腹胀

◆ 读案心悟

痛；更加丹参、泽兰活血祛瘀止痛；川牛膝疏利泻降，既能活血祛瘀，又可利尿通淋。全方使肝气得疏，瘀血得活，浊湿下行，故疗效较好。

【引自】杨建宇，李剑颖，张凯，等.国医大师治疗妇科病经典医案.郑州：中原农民出版社，2013.

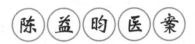

陈 益 昀 医 案

王某，女，32岁，已婚。初诊：2000年6月9日。主诉：间断性下腹部疼痛4个月，加重2天。现病史：患者今年2月行人工流产术后，即感少腹疼痛，经抗感染治疗症状有所缓解，但时作时止。今年5月因症状加重，在某医院住院治疗，其间用先锋霉素、洛克及甲硝唑静脉滴注10余天，症状仍无明显好转，又出现胃脘及左胁下疼痛、呼吸困难，做心电图、彩超（肝、胆）、胃镜、CT检查均未发现异常，即以"盆腔炎""肝周围炎"出院，随即在我院就诊。入院时，双少腹疼痛，腰酸痛欲折，需弯腰行走，胃脘及右胁下痛，呼吸急促，喜叹长气，胸闷，烦躁，头晕，心慌，睡眠、精神差，白带多，色黄；舌质淡红，苔薄，脉弦软无力。体检：下腹部压痛（＋），反跳痛（－），右胁下压痛（＋），胃脘部压痛（＋）；心率84次/分，心律齐，心电图正常。妇科检查：双侧附件压痛（＋＋）。中医诊断：癥瘕；西医诊断：慢性盆腔炎。

【辨证】气虚血虚，肝郁湿热内蕴型。

名医小传

陈益昀，男，河北省保定市中西医结合医院主任医师、中医内科专家。1962年毕业于河北中医学院。从事中医临床、教学和科研工作50余载，不但承其家技，而且博采众长，擅长以中医理法方药解决内科、妇科疑难危重病症。主编《中医临床验方》《中医晋升考试必读》医书，发表"妇科病治肝的论据"等学术论文28篇。

【治法】益气养血，疏肝清热利湿。

【处方】当归芍药散加味。当归9g，白芍30g，川芎9g，太子参30g，茯苓9g，甘草6g，延胡索15g，香附12g，郁金9g，黄芪24g，蒲公英30g，白术9g，黄芩9g，黄檗9g，苍术9g。3剂。

消癥液100mL保留灌肠，每日1次。

二诊：2000年6月11日。服药后症状明显减轻，呼吸已平稳，能直立行走，无腰痛，胃痛及胁痛基本消失，两少腹疼痛以右侧为甚，诉深呼吸时仍有右胁下疼痛，睡眠好转。继守原方3剂。

三诊：2000年6月14日。下腹部疼痛基本消失，仅劳累后右下腹偶有隐痛、下坠感。体检：下腹部压痛（－），胃脘部压痛（－），右胁下压痛（－）。继守上方黄芪加至45g，另加升麻9g，柴胡9g。5剂后无何特殊不适，出院。

◆解析

患者因长期用大量的抗生素治疗，损伤正气，中气虚弱，肺气不足，致呼吸急促，胸闷。长期患病及用药后精神抑郁，肝气不疏，故胁下痛；肝郁犯胃，致胃脘不适疼痛。急性盆腔炎转为慢性，湿热之邪虽去大半，尚留有余邪，与瘀互结成癥。方用当归芍药散加味。以当归芍药散养血活血，柔痉止痛；太子参、黄芪益气补虚；郁金、香附、延胡索疏肝理气止痛；黄芩、黄檗清热利湿；蒲公英清热解毒以消癥。服药后诸症悉解，疗效满意。

【引自】姚乃礼，王思成，涂春波.当代名老中医典型医案集（第2辑）·妇科分册.北京：人民卫生出版社，2013.

◆读案心悟

第十五章　更年期综合征

　　妇女由育龄期过渡到失去生殖能力的时期，以月经终止为明显的标志，称更年期，故也称经绝期。更年期综合征系指妇女在自然绝经前后，由于卵巢丧失功能而引起的一组症候群。临床以月经紊乱并伴有精神情志改变为主要特征，如月经来潮日期先后不定、月经量或多或少、性情急躁易怒、烘热汗多、失眠多梦等。本病相当于中医学所指"脏躁"范畴。妇女49岁前后，肾气渐衰，天癸渐竭，受内外环境的影响，导致肾阴阳失调而发病。肾阴阳失调，每易波及其他脏腑。而其他脏腑病变久则必然累及于肾，故本病之本在肾，常累及心、肝、脾等多个脏腑。本病一般延续多年，病势较缓慢，时轻时重，可因情志变化、生活起居失常而呈阶段性加重，甚至影响生活及工作质量。本病可概括为肝肾阴虚、阴阳两虚、肝气郁滞、心肺阴虚等证型。治当以滋养肝肾、益肾填精、疏肝理气、润肺养心为法。

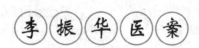

李振华医案

童某，女，54岁。近5年来经常出现心痛，经心电图、超声心动，以及血常规等多项检查，未发现明显器质性病变，多次服用中西药，但治疗效果不理想，近因心痛加重前来诊治。刻诊：心痛如针刺，全身筋骨疼痛，口干咽燥，心烦，胸闷，头晕目眩，皮肤皱纹增多；舌质暗红瘀紫，少苔，脉细涩。

【辨证】肝肾阴虚，瘀热阻心。

【治法】滋补肝肾，清热化瘀。

【处方】六味地黄丸与桃核承气汤合方。熟地黄24g，山药12g，山茱萸12g，茯苓10g，牡丹皮10g，泽泻10g，桃仁10g，大黄12g，桂枝6g，芒硝6g（冲服），冰片2g，炙甘草12g。6剂，水煎服，每日1剂，每日3服。

二诊：心痛缓解，大便溏泄，减大黄为6g，芒硝为3g，以前方6剂。

三诊：心痛较前又有减轻，以前方6剂。

四诊：全身筋骨疼痛好转，以前方6剂。

五诊：诸症基本解除，以前方6剂。之后，为了巩固疗效，以前方变汤剂为丸剂，每日分3服，每次6g，治疗3个月。随访1年，一切正常。

◆ 解析

根据心痛如针刺、舌质暗红瘀紫辨为瘀血，再根据口干咽燥、皮肤皱纹增多、少苔辨为阴虚，以此辨为肝肾阴虚、瘀热阻心证。方以六味地黄丸滋补肝肾；以桃核承气汤清泻瘀热；加冰片开窍止痛。方药相互为用，以奏其效。

◆ 读案心悟

【引自】杨建宇，李剑颖，张凯，等. 国医大师治疗妇科病经典医案. 郑州：中原农民出版社，2013.

路志正医案

杨某，49岁。初诊：2001年9月16日。绝经2年，伴头晕头重、肢体困重等不适2个月。近来因天气炎热，游泳后食凉饮冷，出现纳呆腹胀，食欲减退，头晕头重，肢体困重，大便烂、黏腻不爽；舌淡红，苔白腻，脉弦滑细。自服补中益气丸1个月症状未改善。经相关检查，诊断为更年期综合征。

【辨证】 湿困脾土，中阳被阻。

【治法】 芳香醒脾，燥湿行气。

【处方】 藿香12g，紫苏梗12g，布渣叶12g，厚朴12g，泽泻12g，白术9g，陈皮9g，茯苓15g，白芷6g。水煎服，每日1剂，5剂。

药后头晕头重、肢体困重等症好转，食欲增进，仍腹胀；舌淡红，苔薄白，脉沉细。上方去布渣叶、白芷，加川芎6g，山药12g。连服10剂，诸症消失，精神好，饮食正常。

◆ 解析

人体运化水湿的功能主要在于脾，脾胃是气机升降、水湿代谢的枢纽，脾阳若被湿邪所困或耗伤，则气机壅滞，水湿代谢紊乱，临床表现为头面肢体浮肿、脘腹痞胀、纳呆食

◆ 读案心悟

少、大便溏薄不爽、肢体沉重、体倦乏力、苔
腻口黏等。因此治疗的常用药有白术、苍术、
茯苓、砂仁、厚朴、陈皮、藿香、紫苏梗、泽
泻等。

【引自】路志正. 健脾理气法治疗更年期综合证临床3例. 新中医，2003，
35（7）:12-13。

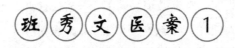

杨某，女，53岁，已婚。初诊：1977年8月15日。经行紊乱，来潮前后不
定，量多少不一，色暗红夹紫块，经将行头晕、头痛，心烦不安，寐、纳俱
差，经中肢节烦疼。平时大便干结，3～5天1次，小便浓秽气味。脉虚细迟，
苔薄白，舌质淡。诊断：经绝前后诸症。

【辨证】肾气衰弱，冲任亏虚。

【治法】调养肝肾，佐以化瘀。

【处方】菟丝子9g，当归9g，白芍9g，覆盆子9g，党参12g，怀山药
15g，川楝子9g，泽兰9g，玄参15g，麦冬12g，甘草5g。水煎服，每日1剂，
连服3剂。

二诊：1977年8月23日。头晕、头痛减轻，胃纳转佳，大便2天1次，小便
不稠秽。药既对症，仍守上方去怀山药，加北沙参12g，桑叶6g。水煎服，每
日1剂，连服3剂。

三诊：1977年9月23日。自服上方之后，诸症消失，但大便仍干结，2天1
次，每稍劳累则头晕痛。此为营阴未复，精血不足。以润养之剂治之。

【处方】太子参15g，玄参12g，肉苁蓉15g，川楝子12g，麦冬12g，石
斛9g，覆盆子9g，鸡血藤15g，三七花2g，泽兰9g，大枣9g。水煎服，每日1
剂，连服3剂。

四诊：1977年10月18日。一切症状消失，以健脾消滞善后。

【处方】党参12g，白术12g，云茯苓9g，鸡内金9g，陈皮5g，怀山药
15g，三七花4.5g，当归身9g，生谷芽15g，炙甘草3g。水煎服，每日1剂，连

服3剂。

经此段治疗之后，月经停止，诸症不发。观察半年，疗效巩固。

◆ 解析

肾气旺盛，则冲脉能主血海，任脉能主诸阴，经行依时而下。今患者超过七七之年，肾气衰弱，阴阳不和，冲任亏虚，故经行前后不定，量多少不一，色暗红而夹紫块；阴阳失调，营血不足，虚火内动，故经将行则头晕、头痛，心烦不安，寐、纳俱差；相火燎动于内，灼伤阴血，肢节失养，故经中肢节烦疼，平时大便干结，小便秽浊；脉为血之府，舌为心之苗，营血虚则充养失常，故脉虚细迟而舌质淡。在补养之中，既配以鸡血藤、三七花、泽兰活血化瘀之品，又用桑叶之甘寒，意在防止离经之血停滞经隧，留瘀遗患。其中泽兰苦而微温，能疏肝气而和营血，化瘀不伤正，为调经之要药。桑叶甘寒，专长清热祛风，但此处取其既有滋肾之阴，又有收敛之妙。治疗全过程着眼于肝肾，调养冲任，平补阴阳，调和气血，补而不滞，药不偏颇，故奏全功。

【引自】班秀文.班秀文妇科医论医案选.北京：人民卫生出版社，1987.

◆ 读案心悟

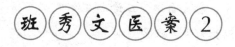

曾某，女，49岁，已婚。初诊：1983年4月6日。自1981年开始经行紊

乱，往往2～3个月1行，量或多或少，色暗淡，经将行头晕目眩，肢软乏力，行路不稳，夜难入寐，心烦易躁，似热非热，偶或汗出，胃纳尚可，大小便正常；脉细数，苔薄白，舌尖红。诊断：经绝前后诸证。

【辨证】肝肾阴虚，相火不潜。

【治法】滋养肝肾，佐以祛风。

【处方】北沙参9g，麦冬9g，当归身9g，生地黄15g，川楝子9g，熟地黄15g，白蒺藜9g，沙蒺藜9g，首乌藤15g，蝉蜕2g，甘草5g。水煎服，每日1剂，连服3剂。

二诊：1983年4月16日。药已，诸症减轻，脉，舌如平，仍守上方出入。

【处方】太子参20g，麦冬9g，当归9g，黄精15g，川楝子9g，桑葚9g，怀山药15g，首乌藤15g，沙蒺藜9g，蝉蜕2g，甘草5g。水煎服，每日1剂，连服3剂。

三诊：1983年4月20日。除夜寐多梦之外，余无不适。守上方加浮小麦20g，再服3剂。

◆解析

肝肾是精血的来源，肝肾阴虚，则精血亏少，故经行错后，量或多或少，色泽暗淡；阴虚水亏则不能济火，相火煽动，故头晕目眩，四肢乏力，心烦易躁，夜难入寐，似热非热，偶或汗出。故用沙参、麦冬、当归、地黄、沙蒺藜滋养肝肾之阴；首乌藤苦涩甘平，养心宁神；白蒺藜、蝉蜕苦温咸寒以祛风；甘草缓肝而调和诸药。方以柔润肝肾之阴为主，阴血恢复，则刚悍之气自平，相火自潜。二诊、三诊药有增减，但始终以养为主，以柔驯刚。

【引自】班秀文.班秀文妇科医论医案选.北京：人民卫生出版社，1987.

◆读案心悟

钱伯文医案

崔某，女，46岁。初诊：1978年11月3日。2年来月事先期，血压偏高，时感头晕目眩，颈面烘热，胸膺闷痛，烦躁易怒，不能自制，咽干口苦，脘痞纳呆，倦怠乏力，便秘溲黄，西医诊为更年期综合征，经用激素治疗，效果不彰。刻值经期，量多色鲜；舌质淡红略胖，舌苔薄黄少津，脉来沉细而弦。

【辨证】肝肾阴虚，脾胃失和。

【治法】滋阴泻火，平肝和胃。

【处方】嫩钩藤、白蒺藜各10g，焦栀子仁、龙胆各6g，润玄参10g，原麦冬9g，天仙藤、石菖蒲各9g，紫厚朴6g，焦三仙（焦山楂、焦神曲、焦麦芽）各8g，云茯苓12g，首乌藤9g，紫丹参15g，嫩小草6g，磁朱丸（吞服）3g。5剂，水煎服。

二诊：1978年11月9日。药后，烦躁、潮热发作减少，睡眠略有改善，月汛已止，带经6天。刻仍纳呆，食后泛恶，左侧胸胁痛楚，舌渐润，脉象同前。再依前法，原方丹参减为9g，去玄参，加清半夏9g，淡竹茹7g以降逆止呕；加片姜黄8g以活络止痛。予4剂，水煎服（连服2剂停1天）。

三诊、四诊：继依上方出入。

五诊：1978年11月30日。躁烦、潮热已多日未作，睡眠向和，纳食渐增。昨日经潮，头晕目眩，肢面浮肿，腹部胀痛；舌淡红，苔薄白，脉沉细弦。拟先养血调经为治。

【处方】当归、鸡血藤各12g，川芎片6g，赤芍10g，川楝子9g，延胡索3g，香附米9g，台乌药6g，清半夏10g，砂仁米1.5g，粉甘草6g，首乌藤12g，女贞子9g，朱灯心草1.5g。4剂，水煎服。

六诊：1978年12月3日。月经已止，头晕已除，烦躁、潮热未发，唯肿势未消，大便不畅。拟补益肝肾、健脾渗湿为法。

【处方】女贞子、墨旱莲、甘枸杞子、云茯苓、炒白术、冬葵子、清半夏各9g，广陈皮6g，厚朴花9g，防己9g，炒神曲9g，刘寄奴9g。7剂，隔日1剂，水煎服。

上方出入共服20余剂，浮肿尽消，诸症悉减，予二至丸2瓶，嘱每日睡前服20粒。

◆ 解析

本例头晕目眩、烦躁易怒，时发潮热，便秘溲黄，乃因肝肾阴虚，肝火上炎，肝阳亢盛，故以玄参、麦冬、龙胆、栀子、钩藤、白蒺藜、磁朱丸等滋阴泻火，平肝潜降为主。肝肾既虚，肝火涵养则疏泄无权，横逆犯胃，故见脘痞纳呆、食后泛恶，给予清半夏、竹茹、紫厚朴、焦三仙等理气宽中，和胃降逆；阴血不能上奉，则心脉失养，行血无力，络道不畅，故见胸前区闷痛，寐少梦多，给予首乌藤安神益智，云茯苓交通心肾，天仙藤、石菖蒲、片姜黄舒脉通络定痛，凡此皆属"急则治标"的对症疗法。六诊则益肝肾、健脾胃，且拟二至丸缓调继后，以为缓治其本，巩固疗效的长远之计。

【引自】吴大真. 现代名中医妇科绝技. 北京：科学技术文献出版社，2004.

◆ 读案心悟

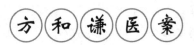

方和谦医案

赵某，女，45岁。初诊：1978年8月27日，头晕目眩，频发潮热，入夜

尤甚，涔涔汗出，时而烦躁易怒，时而悲伤欲哭，心悸少寐，腰酸背楚，月经后期，量少有块，血压偏高，下肢偶见浮肿。上述诸症，期将逾年，西医曾做阴道细胞检查为激素水平轻度低落，诊为更年期综合征。按脉沉缓，舌红、苔薄，根部苔腻。

【辨证】肝肾亏损，心血不足。

【治法】滋补肝肾，凉营固表。

【处方】杭白芍10g，女贞子、墨旱莲、炒杜仲、桑寄生各9g，东白薇10g，浮小麦24g，生牡蛎30g，五味子3g，云茯苓9g，粉甘草、嫩小草各6g。4剂，水煎服。

二诊：1978年9月1日。上方服后头晕轻减，潮热偶发，浮肿已退，纳谷渐增，唯仍寐差、自汗，脉沉缓，舌根部腻苔已退。再步原法出入。

【处方】东白薇15g，杭白芍10g，炒杜仲、桑寄生各9g，五味子4.5g，浮小麦、生牡蛎各30g，首乌藤12g，炒酸枣仁9g，嫩钩藤10g，炒白术、云茯苓各9g，粉甘草6g，紫丹参15g。6剂，水煎服。

三诊：1978年9月24日。前方又服6剂，诸症悉除，食眠俱佳，脉缓略弦，舌润苔薄。于9月18日经事来潮，周期近常，色、量均可，未见血块。予二至丸2瓶，嘱每日下午服20粒；香砂养胃丸15剂，每日上午服1剂，均用白开水送下。

◆ 解析

　　本例肝肾阴虚，相火失于潜藏，故见腰背酸楚，头晕目眩，潮热频发，自汗盗汗；又以肾水不能上济心脉，君火不宁，故有心悸少寐、烦躁不安、悲伤欲哭等症；肝肾阴虚，冲任血少，经行滞涩，故见月经后期，量少有块。方用女贞子、墨旱莲、炒杜仲、桑寄生、五味子等滋补肝肾，壮水之主；东白薇、杭白芍等凉营泻热，以安心神；浮小麦、炙甘草、生牡蛎、云茯苓等敛阴止汗、益气固表，且牡

◆ 读案心悟

蛎性寒质重，生用更能平肝潜降、镇纳浮阳、安神镇静。

本案虽俱属肝肾阴虚，但彼为肝胆热盛，见有胁痛口苦，便秘溲黄，此则君相火动，而有潮热盗汗，悲伤欲哭，虚实之间判然有别，治亦标本主次迥然不同，治以滋阴潜藏为主，临证辨析不可不详。

【引自】赵新建，闫俊英，辛茜庭. 妇科名家医案精选导读. 北京：人民军医出版社，2007.

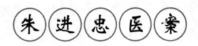

葛某，女，48岁。初诊：1978年4月13日。绝经5月余，头晕心悸，入夜潮热，卧则辗转不眠，寐则惕然易惊，睡着汗出、醒则汗收，腰酸，精神疲惫，食不甘味，大便溏薄，日2～3行，口干不欲饮；舌质淡红，舌苔薄白，脉沉细弱。西医诊为绝经期综合征。

【辨证】心脾两虚，肝肾不足。

【治法】两补心脾，兼益肝肾。

【处方】太子参12g，炒白术、云茯苓各9g，怀山药12g，炒酸枣仁、远志肉、桂圆肉、女贞子、麦冬、糯稻根各9g，生白果（连皮打）10枚，香佩兰6g，五味子、合欢花各4.5g。5剂，水煎服。

二诊：1978年4月19日。药后饮食、睡眠较前好转，潮热、心悸发作亦轻，液汗大减，大便日1次，初鞭后溏，唯仍腰酸，精神疲惫，间或肢麻。再拟原法酌加滋养肝肾之味。

【处方】太子参、云茯苓、怀山药、桑寄生各12g，炒白术、女贞子、墨旱莲、炒酸枣仁、首乌藤各9g，远志肉、香佩兰各6g，黑桑葚、糯稻根各9g，广陈皮5g。6剂，水煎服。

服上方15剂，夜寐得酣，食思已振，潮热盗汗已止，略感腰酸乏力，予人参归脾丸20剂，嘱每日上午1剂，二至丸2瓶，每日下午20粒，均用白水送下，以为善后之计。

◆解析

本例年在七七，天癸已竭，症见头晕、腰酸、潮热盗汗、间或肢麻。诸系肝肾阴虚、阳无所附、营阴外泄、筋脉失养之故；心悸少寐，惕然易惊，食少便溏，则系心脾两虚、神不守舍、纳运失司之征。治用太子参、白术、云茯苓、山药等健脾益气，以滋化源；酸枣仁、远志、桂圆肉、首乌藤、合欢花等强心益智，以安神宅；女贞子、墨旱莲、桑寄生、麦冬等滋补肝肾，以涵虚焰。此例治意，重在两补心脾、兼益肝肾，大凡属于心脾两虚者，较为适宜。

【引自】赵新建，闫俊英，辛茜庭.妇科名家医案精选导读.北京：人民军医出版社，2007.

◆读案心悟

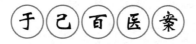

于己百医案

张某，女，47岁。初诊：1978年5月31日。3年来经期紊乱，或3个月一潮，或5个月一至，经来如注，色红有块。血压偏高但不稳定，胸前时感闷痛憋气，心电图大致正常。头晕少寐，睡中梦多，腰酸乏力，下肢微肿，食欲缺乏，脘痞不舒，大便或溏或软，小溲偶有不畅；脉沉弦，时有间歇，舌尖红，舌苔薄腻。

【辨证】心脾两虚，肝肾两虚。

【治法】补脾胃，养心神，益肝肾。

【处方】云茯苓12g，炒白术9g，香佩兰、广陈皮各6g，鸡血藤、首乌藤各9g，合欢花6g，紫丹参18g，分心木、片姜黄各4.5g，青橘叶、冬葵子各9g，竹叶3g。6剂，水煎服。

二诊：1978年6月11日。头晕已减，血压140/80mmHg，寐和纳增，胸痛亦轻，小便畅下，肢肿已消；舌质略红，脉沉弦，未见间歇。已获效机，再步前法。

【处方】紫丹参21g，片姜黄9g，赤芍、女贞子、墨旱莲各9g，云茯苓、首乌藤各12g，合欢花、广陈皮、川芎片各6g，炒神曲9g。6剂，水煎服。

三诊：1978年6月20日。头晕未作，血压稳定，余症亦继有减轻；诊脉弦缓，舌苔薄白。再予和胃调中，通脉养心，滋补肝肾法。

【处方】首乌藤9g，合欢花6g，节菖蒲9g，紫丹参21g，片姜黄6g，川芎片9g，延胡索3g，炒枳壳、炒神曲各9g，干佛手4.5g，女贞子、墨旱莲各9g。6剂，水煎服。

四诊：1978年6月27日。夜寐得酣，胸痛若失，知饥能纳，二便如常，腰酸偶有，血压稳定在（140～150）/（80～90）mmHg。每日上午服妇科金丹1剂（或妇科十味片4片），每晚服二至丸15粒，以资巩固。

◆ 解析

本例经期紊乱，量多有块，乃心脾两虚，冲任失调所致。心血不足，则神不内敛，故见心悸、少寐、多梦；脾运不健，水湿下注，故见纳呆、腹胀、便溏溲短、下肢浮肿；肝肾阴虚，上下失滋，遂见头晕目眩，腰背酸软。治用茯苓、白术、佩兰、陈皮等芳香理气，健脾和中；鸡血藤、首乌藤、合欢花等养心安神兼能疏郁通络；丹参、赤芍、片姜黄、节菖蒲、青橘叶等活血化瘀，通脉止痛。少佐冬葵子利尿，使"浊阴出下窍"，又加女贞子、墨旱莲补肝肾，而调补冲任。

【引自】姚乃礼，王思成，涂春波.当代名老中医典型医案集（第2辑）·妇科分册.北京：人民卫生出版社，2013.

◆ 读案心悟

第十六章　崩漏

　　妇女不在行经期间，阴道突然大量出血，或淋漓下血不断者，称为"崩漏"。前者称为"崩中"，后者称为"漏下"。它是妇科临床上的一种常见病、多发病，亦是妇科中一大疑难急病，严重影响妇女的身体健康。

　　素体脾虚或劳累伤脾耗气，脾虚不摄，冲任失固，血不循经，可致脾虚崩漏，见经血非时而至，量多，淋漓不断，血色淡而质稀，气短、精神疲惫，或饮食不佳等症。

　　在临床病程中，虽然崩中见漏，漏中有崩，但崩者总是以崩为主，漏者总是以漏为多。漏轻而崩重，病情亦有区别。其治常以补虚、清热、祛瘀、止血为主。

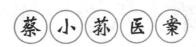

王某，女，52岁。初诊：1995年10月13日。病史：10月6日经来临，始则淋漓，昨天上午因劳累而致狂行不止，色淡红、质稀，顺腿下流，头眩目花，腿软，心慌，血红蛋白60g/L，面色苍白，用止血针剂未效；脉细，苔薄质嫩红、边有齿印。

【辨证】血气大亏，冲任不固。

【治法】益气温阳止崩。

【处方】潞党参15g，炙黄芪15g，白芍10g，炒当归10g，熟附子10g，生地黄炭30g，炮姜炭3g，仙鹤草30g，生蒲黄（包煎）15g，陈阿胶（烊化冲服）9g。

投药2剂后，经即净止。唯心悸寐差，精神疲惫乏力，复诊拟益气养血，以杜反复。上方去熟附片、炮姜炭，增枸杞子15g，制黄精15g，以澄起源复其旧。门诊随访3个月，未见复发。

◆ 解析

本方由四物汤合当归补血汤化裁组成，原方去川芎，缘该药走而不守，有动血之弊。阳虚崩漏大多为久崩久漏所致，始则血虚，气亦随亏，久而阳虚，用养血止崩剂多无效。有形之血不能速生，无形之气所当急固，故以党参、黄芪益气固脱；熟附子、炮姜炭温阳、以助益气摄血之力；当归为血中之气药，以其养血而无留瘀之弊；蒲黄味甘性平，能止血化瘀，仙鹤草止血补虚，两者以佐当归则相得益彰；生地黄与炮姜同用，可互制偏胜，而炮姜

◆ 读案心悟

存性，又能增强止血之功；经量过多，质稀色淡，为气血两亏、阳虚无瘀之征，用煅牡蛎、白芍敛阴固涩，与温阳之剂互为制约；生蒲黄化瘀止血，配阿胶血肉有情之品养血止崩，其效益显。

【引自】蔡庄，周珮青. 上海市中医文献馆. 蔡小荪妇科临证精粹. 上海：上海中医药大学出版社，2010.

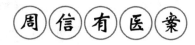

周某，女，35岁。初诊：1993年5月29日。病史：5月3日经来临，量多如注，将月不止，日来尤甚，色鲜且稠，头晕腰酸，肢软乏力，时有腹痛，口干欲饮，屡用缩宫素及中西药无效。脉细数，苔薄质红。

【辨证】阴虚血热，冲任失固。

【治法】养阴止崩。

【处方】养阴止崩汤加减。当归10g，生地黄炭30g，炒蒲黄10g，炙龟甲10g，白芍10g，墨旱莲12g，熟女贞子10g，煅牡蛎30g，牡丹皮炭10g。药后经量即减，3剂后完全净止。

◆ 解析

本方以"热者清之，虚者补之"为治疗原则。方中炙龟甲、生地黄炭益肾滋阴；牡蛎滋阴潜阳，固涩止血。鉴于时有腹痛，防其尚存残瘀，参以当归、蒲黄祛瘀止痛；墨旱莲、白芍养阴柔肝育肾。方药着重于养阴止崩，养阴即所以抑阳，阴阳平衡，冲任乃固，血崩自止。

◆ 读案心悟

【引自】高新彦，袁惠霞. 古今名医妇科医案赏析. 北京：人民军医出版社，2006.

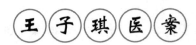

名医小传

王子琪，男，毕业于河北中医学院，曾任保定市中医院院长，主任中医师。医德高尚，学识渊博，经验丰富，技术精湛，医术高超，多次成功地治愈疑难、危重病症。先后发表论文20余篇，主持和参加了多项科研项目，获科技进步奖，被国家中医药管理局批准为老中医带徒导师之一，被评为自然科学技术带头人，荣获省级优秀院长等荣誉称号。

张某，女，40岁。初诊：1995年1月14日。病史：半年前妇科检查示子宫后壁结节，有触痛。B超示左侧附件4cm×3cm×1.5cm肿块，诊断为子宫内膜异位症。患者每届经临两少腹剧痛，昨经行量多如涌，有块且大，腰酸疲惫，头晕目花；脉细弦，苔薄有紫斑。

【辨证】宿瘀内结，血不归经。

【治法】化瘀止血。

【处方】炒当归10g，丹参10g，赤芍、白芍各10g，生蒲黄（包煎）30g，花蕊石15g，血竭3g，三七末（吞服）1.5g，怀牛膝10g，制香附10g，震灵丹12g。3剂。

药后痛减，经遂净止。继用桂枝茯苓法化瘀散结，循环调治。3个月后门诊随访，血崩未见复发。

◆ 解析

方中当归、白芍、香附清热养血，理气调经；丹参、三七末、蒲黄、震灵丹活血祛瘀生新，寓功于通；花蕊石行瘀止血，《本草纲目》谓"专入肝经血分，下死胎胞衣"。对于

◆ 读案心悟

子宫内膜增生过度的功能失调性子宫出血颇为效验。本方侧重于清热化瘀，理气行滞，使瘀滞能化，蕴热得清，络脉通畅，血能归经，阴阳平复，冲任乃固。

方中血竭与三七末配伍，取其既有散瘀行滞之力，又有止血定痛之功，为血瘀崩症必用之品。

【引自】高新彦，袁惠霞.古今名医妇科医案赏析.北京：人民军医出版社，2006.

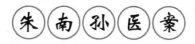

朱 南 孙 医 案

刘某，14岁。病史：月经初潮以来月经愆期以半年，每次行经淋漓不断，持续20天左右，经血淡红，无块，腰腹不痛。此次月经量增多，注射止血药无效，血红蛋白60g/L。面白无华；舌淡白，苔微黄，脉沉细无力。

【辨证】气血双方。

【治法】补肾健脾，活血止血。

【处方】将军斩关汤。熟大黄炭10g，生地黄、熟地黄各15g，白术10g，当归15g，黄芪10g，巴戟天15g，茯神15g，焦谷芽15g，蒲黄炭15g，仙鹤草20g，阿胶（炖化冲服）10g，水煎服。另用藏红花1g，三七1g为末，红糖水送服。

服10剂后，阴道出血停止，继服2剂以巩固之。

◆解析

◆读案心悟

将军斩关汤由朱南山先生所创，朱小南先生承之，并撰文传之于后世，系朱氏妇科家传验方。全方"补气血而驱余邪，祛瘀而不伤正"，适用于虚中夹实之严重血崩症。宗原方之旨加减化裁，方中以蒲黄炭、熟大黄炭为君，蒲黄炭祛瘀止血，熟大黄炭不仅无泻下作用，反而能厚肠胃，振食欲，并有清热祛瘀之力；仙鹤草乃强壮止血剂，通补兼施；三七粉化瘀止血之圣药。宗全方通涩并用，以通为主，寓攻于补，相得益彰。对于产后恶露不净、崩漏不止属虚中夹实、瘀热内滞者，用之屡屡奏效。

【引自】朱南孙. 活血止血法治疗崩漏临床3例研究. 河北医学，1996，2（6）：655.

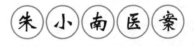

朱小南医案

陆某，38岁，已婚。病史：患者13岁月经初潮，周期尚准，20岁后有痛经，29岁结婚后经水超前。1957年因操劳过度，经水淋漓不止，有时量多如冲，严重时卧床浸透棉垫。崩漏年余，初夹血块，色紫红，后渐淡，质稀薄如清水，头眩目花，嗜睡乏力，面目浮肿，有一个时期尚有潮热，曾在医院用激素治疗，仍然无效。1959年1月前来门诊。患者面色萎黄，两目虚肿如卧蚕，唇色淡白，时常眼前发暗，头晕腰酸，精力不支，时崩时漏，下部流血，已无关拦，脉细软，舌苔薄白。

【辨证】肝肾虚亏，固摄无权。

【治法】填补肝肾，塞流固本。

【处方】潞党参9g，焦白术9g，大熟地黄9g，茯苓9g，牛角鰓9g，杜仲9g，五味子4.5g，淡远志9g，陈阿胶9g，炒贯众9g，海螵蛸9g。

经上方调经后，崩漏渐停，甚至在1年间，经水已准期，量亦一般，3天净。以后虽曾出现月经超前，量稍偏多，但未再发生血崩及淋漓日久的证候。

◆ 解析

方中用党参、白术、茯苓以补气健脾，增加摄血能力；以五味子补肾固涩，堵塞其流；用地黄以补血；用远志不仅可以安心宁神，从朱老临床体会，此药也有止胞宫出血之功。傅青主称："此方固气而兼补血，已去之血可以速生，将脱之血可以尽摄，凡气虚而崩漏者，此方最可能生通治。"

但单用固气汤治上症，力尚薄弱，因崩漏如此之久，肝肾均亏，八脉空虚，纯用草木、矿石药，效力缓慢，必须增入血肉有情厚味胶质之品，填补冲任，所以加牛角鳃、海螵蛸、阿胶等药。至于贯众，对于胞宫出血亦有卓效，与远志同用，效验显著。当归易动血，因此不用。

【引自】朱南孙，朱荣达.朱小南妇科经验选.北京：人民卫生出版社，2006.

◆ 读案心悟

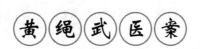

黄绳武医案

陈某，女，47岁。初诊：1983年10月20日。病史：月经过多10余年，近1年加重，每次用纸4～5刀，色暗红，有大血块，经行腰隐痛，周期25～27天一潮，经行8～9天干净，末次月经10月14日来潮，现仍未干净。素头晕、心慌、腿软，纳呆，口干喜饮，烦躁多汗，大便干结，小便黄。今年6月妇科检查：子宫鸭蛋大，质稍硬，诊断"子宫肌瘤"，与B超结果相同。舌质暗淡，苔薄，脉细。

【辨证】郁结血崩。

【治法】软坚化结，调经止血。

【处方】夏枯草15g，益母草20g，浙贝母15g，生牡蛎30g，鳖甲20g，白芍15g，山药15g，冬瓜仁15g，枸杞子15g，三七5.5g。

二诊：1983年11月25日。服药后月经于11月10日来潮，血块减少，经量亦减少，仅用纸3刀，大便正常，余症减轻。继服上方。

服上药加减半年。妇科检查：子宫稍大，B超未发现异常，月经量基本恢复正常。

◆解析

子宫肌瘤属中医学"癥瘕"范畴，由经行之时，血欲出之际，停于胞宫，经血蕴积，煎熬成瘀，瘀血占据血室，致血不归经而崩。瘀血日久化热化火，又经崩阴血大伤，阴虚生内热，热灼冲任，迫血妄行，故崩漏并见；烦躁多汗，口干喜饮，便结，尿黄，其头晕、心慌、腿软，乃失血过多，血虚失养所致。方用夏枯草气寒而味辛，凡结得辛则散，气寒清热，兼通血脉凝滞之气，有软坚散结之功；浙贝母性寒，功能开郁散结、解毒化瘀；鳖甲咸平，补阴气、潜肝阳、消癥瘕；生牡蛎咸涩性凉，能软坚散结，且有收涩固脱之功；重用益母草活血调经；三七末既能化瘀血，又善止血妄行，乃理血妙品；用白芍养肝血，山药补脾阴，枸杞子补肾、养冲任。此方组成，虽下血如崩，但不止血，血不归经，徒止何益？虽有癥瘕但不攻破，亦不用辛温助动之药，而重在软坚散结，不失通因通用之意；其软坚散结之药，亦选鳖甲滋阴而软坚，牡蛎软坚而固涩，夏枯草、浙贝母软坚而清热解毒，三药同用使

◆读案心悟

阴血得充，虚火得清，使离经之瘀结尽化其滞，未离经之血永安其宅。用山药、枸杞子、白芍养肝、脾、肾三脏阴血，补阴而无浮动之虑，止血而无寒凉之苦。即便活血亦选用能止能化之佳品，如三七、益母草之类。

【引自】梅乾茵.黄绳武妇科经验集.北京：人民卫生出版社，2004.

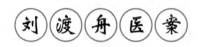

刘渡舟医案

杨某，49岁。初诊：1984年9月18日。病史：月经先期、量多3年余，开始服中西药可以止血，近年月经量越来越多，出血时间长，服中药亦不能止血。末次月经8月25日来潮，至今已20余天仍未干净，开始几天量多，有大血块，但腹痛不明显，每天用1刀多纸，后量减少，但淋漓不尽。近来感冒，不适，有冷感，欲呕，口干喜热饮，大便干结，小便可，面色萎黄。B超示"子宫肌瘤待排"。舌质淡，苔薄白，脉细。观前所用中药均系清热凉血、固涩止血之品。

【辨证】气虚血脱。

【治法】补脾益气，佐化瘀止血。

【处方】黄芪15g，白术10g，炮姜炭3g，甘草6g，三七末4.5g，制何首乌15g，莲房炭15g，白芍15g，蒲黄炭10g。

二诊：1984年9月26日。服上方4剂，阴道出血停止，大便正常，胃中冷感减轻，仍口干喜热饮，下腹部有点作胀，心慌，头晕，乏力；舌淡，苔薄，脉细。继服上方加橘红6g。

三诊：1984年10月15日。月经于9月30日来潮，量减少，用纸2刀，7天干

名医小传

刘渡舟，中医学家。1950年考入原卫生部中医进修学校，学习西医基础知识及临床课程。1956年调入北京中医药大学，历任伤寒教研室主任、《北京中医药大学学报》主编、北京中医药大学学术委员会委员等。临床辨证善抓主证，并擅长用经方治病。从事中医教育30多年，为培养中医人才做出了贡献。

净，大血块明显减少，下腹胀消失，余症均减轻，饮食增加，精神好转。继服上方。随访3个月，月经正常。

◆解析

患者服止涩寒凉太过，虽止血一时，但损伤脾胃阳气，致胃冷欲呕，口干喜热饮，医师只知火盛动血，一见口干便结，以为热证无疑，不知便结固有热燥大肠，亦有血枯不润；口干既有热灼津液，亦有阳虚津液不能上承，辨证要点是喜热饮还是喜冷饮；结合其舌淡，苔薄，面色萎黄，喜热饮，属脾虚可见。

方中以黄芪为君，味甘性温质轻而润，能入脾补气，为补气诸药之最，补气摄血是也；滋以白术健脾益气，助其生发之气；炮姜温中散寒，止而不移，炒黑去其辛散之性，而有止血、引血归经之妙；莲房炭苦涩温，止血，《本经逢原》谓其"功专止血，故血崩下血溺血，皆火烧灰用之。"白芍敛阴，配甘草酸甘化阴，补阴血之不足；制何首乌润肠通便，制后留润肠之功，而去滑利太过之弊。患者检查疑是子宫肌瘤，虽无腹痛，但大血块多，可见瘀血有之，故佐三七、蒲黄炭。三七善化瘀血又善止血妄行，为理血妙品；蒲黄活血化瘀，炒炭又有止血之用。二药均一走一守合于一体，止血而化瘀，塞流而不碍畅流之义，使瘀化血活，结开畅流，血行经络以止经漏。观全方不求止血而血自止，温之止之，行之止之，与世俗见血非投凉即滋阴，不重辨证，绝然有异。

【引自】高新彦，袁惠霞.古今名医妇科医案赏析.北京：人民军医出版社，2006.

◆读案心悟

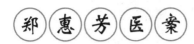

康某，女，44岁。初诊：2009年9月30日。阴道出血22天未净。患者既往月经（7～8）天/（35～40）天，量偏多，色暗红，经行腰痛明显。2007年3月经行延长，阴道出血50天不止，行第1次诊刮病理示子宫内膜呈单纯性增生。2008年1月行第2次诊刮病理结果仍同前，后于某医院服中药，月经正常来潮至2009年7月。2009年7月23日月经来潮后约25天自止。末次月经2009年9月8日（间隔上次血止20天后来潮），开始量少，血水状，10天后血增多同既往月经量，夹血块，色暗红，劳累后自觉量增多，持续至今22天未净。自觉乏力，动辄汗出，心慌；纳、眠可，平素易便秘，近几天大便尚可；指甲、唇、舌色淡，苔白，脉细弱。9月28日B超示子宫肌瘤为1.6cm×1.0cm×1.2cm，子宫内膜厚1.0cm。1990年异位妊娠手术治疗。孕2次，其中异位妊娠1次、剖宫产1胎且成活。

患者年届45岁，既往有崩漏病史，可知肾气渐虚，以致冲任不固，经血日久不止；气随血泄，愈发不能固摄，故而淋漓不净已22天，时多时少，劳累后量增多。气虚症状明显，自觉乏力，动辄汗出，心慌，便秘，脉细弱。中医诊断：崩漏。

【辨证】脾肾两虚。

【治法】健脾益气，固冲止血。

【处方】举元煎加味。力参15g，白术18g，甘草6g，黄芪40g，升麻9g，五味子10g，三七（冲服）6g，山茱萸18g，生龙骨、生牡蛎各30g，墨旱莲30g，仙鹤草30g。3剂，水煎服，每日1剂。

二诊：患者近15天出血量多，色红，夹血块，感乏力，动辄汗出，心慌；舌淡干，苔白，脉略数。初诊方加地榆15g，益母草30g，阿胶12g，麦冬15g。

三诊：患者血将止，上方去三七，益母草改益母草炭20g。

四诊：血已干净，治疗以补益脾肾、益气养血为主。

【处方】黄芪30g，当归9g，白术15g，甘草6g，丹参6g，阿胶9g，力参

12g，杜仲20g，菟丝子20g，麦冬12g，枸杞子15g，熟地黄16g。患者调整3个月后月经规则。

◆解析

本案患者曾有异位妊娠手术史，可知损伤冲任胞脉，又加年届45岁，肾气渐虚，冲任不固，劳倦过度，损伤脾气，导致崩漏发作。用举元煎加味，方中力参大补元气，重用黄芪40g，力举下陷之元气，在一派收敛止血药物之中加入三七化瘀止血，可免除"闭门留寇"之弊端，可谓独具匠心。血止后继以澄源、复旧之法，故治疗以补益脾肾为主。自拟方中力参、黄芪、白术、甘草益气补中升陷；菟丝子、杜仲益肾固冲；当归、熟地黄、阿胶、枸杞子、麦冬养血滋阴填精；丹参补中兼行，益气生血、益气化精以疗虚损之症状。患者继服本方以巩固疗效，治疗调整近3个月后月经规律。

【引自】叶青.郑惠芳妇科临证经验集.北京：人民卫生出版社，2013.

◆读案心悟

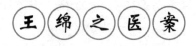

王绵之医案

李某，女，23岁，未婚。初诊：2009年4月19日。患者自初潮月经即不规律，3～6个月来潮1次，持续10余天干净，量中等，色淡红，末次月经2009年4月3日（月经周期3个月）。近半个月因劳累过度，阴道出血17天未净，量多，色淡，夹有血块。今日血量已减少，感腰酸，乏力，怕冷，纳呆，眠可，大便溏；舌淡，苔白，脉沉细。既往月经10天/（3～6）个月，量中等，色淡。

患者先天肾气不足，肾阳偏虚，不能温煦冲任之脉，故月经初潮起即后拖；肾阳虚，封藏失司，冲任不固，故出血量多或淋漓不尽；肾阳虚，血失温煦，故色淡红、质稀；阳虚不能温养肢体，故怕冷；舌脉亦为肾阳虚之象。中医诊断：崩漏。

【辨证】肾阳虚。

【治法】温补肾阳，固冲止血。

【处方】右归丸加减。熟地黄炭15g，山药30g，山茱萸15g，枸杞子15g，杜仲12g，菟丝子18g，鹿角胶6g，黄芪30g，白术12g，棕榈炭15g，益智仁9g，甘草6g。5剂，水煎服，日1剂。

复诊：服上药3剂血止，去止血治标之品，加川芎12g，当归9g，桂心3g，温运血脉以调经，继服8剂。患者连续复诊3月余，月经正常来潮3次，疾病痊愈。

◆ 解析

本案患者自初潮后即月经后拖，为先天肾气不足，命门火衰，肾阳虚，封藏失司，冲任不固，故出血日久不止；肾阳虚，血失温煦，故色淡质稀。方选右归丸加减以温补肾阳，固冲止血。二诊时血已净，血止后辨证求因论治，乏力，腰酸，怕冷皆为阳虚之象，故治疗以补肾温阳为主，少佐活血之品以调经。

◆ 读案心悟

【引自】姚乃礼，王思成，涂春波. 当代名老中医典型医案集（第2辑）·妇科分册. 北京：人民卫生出版社，2014.

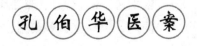
孔伯华医案

王某，女，39岁。初诊：1991年5月16日。阴道持续出血16天。既

名医小传

孔伯华，著名中医专家。其祖父为当地名医，孔老深受其影响。平时喜用并善用石膏，故有"孔石膏"之称。他遣方用药必先辨证精详，对证用药，并无门派的偏倾。中华人民共和国成立后，曾任全国政协第二届委员。所著有《八种传染病证治析疑》《脏腑发挥》。人称"北京四大名医"之一。

往月经正常，本次阴道出血距上次月经40余天，于5月1日开始，至今为止，初量少，2天前突然增多，有大血块，伴剧烈少腹痛，块下痛减轻。症见阴道出血，腹痛，无恶心、胸闷咳嗽，二便调。B超示子宫后位，为8.4cm×5.0cm×5.0cm，右侧卵巢为2.6cm×2.7cm，左侧卵巢（-），宫内探及1.8cm×1.4cm增强光团。舌边有瘀点，舌苔薄白，脉细。诊其为崩漏（功能失调性子宫出血），证属血瘀肾虚。或寒凝、虚滞致瘀；或经期、产后余血未净而合阴阳，内生瘀血；或崩漏日久，离经之血为瘀。瘀阻冲任，血不循经而妄行，可致血瘀崩漏。患者阴道出血日久耗气伤血，肾气亏损，封藏失司，冲任不固，不制约经血亦致崩漏。瘀阻冲任，不通则痛，故腹痛。瘀血凝结则有大血块，血块排出则瘀滞稍通，疼痛减轻。

【辨证】血瘀肾虚。

【治法】温阳行瘀，益肾固冲。

【处方】桂枝茯苓丸加味。桂枝9g，茯苓12g，桃仁9g，赤芍12g，丹参30g，益母草30g，马齿苋30g。4剂，水煎服，每日1剂。

二诊：1991年5月30日。上方服后平妥，服到第3剂时（5月19日）阴道流出蛋黄大血块，于5月20日血止。有时小腹痛，无腰痛，白带不多，无痒感。纳、眠可，二便调。药后下血块甚多，此为瘀去正虚。血止之后，则需调理月经周期，"经水出诸肾"，肾中阴阳和，五脏气盛精充，任通冲盛，则经自调。治宜补肾调经。

【处方】熟地黄18g，川续断15g，甘草6g，炒山药18g，五味子9g，当归6g，桑寄生18g，枸杞子15g，白芍15g。6剂，水煎服，日1剂。

三诊：1991年6月20日。末次月经6月12日，量不多，无明显腹痛及其他不适，5天净；纳、眠可，二便调；舌淡红，苔薄白，脉沉。此次经行5天干净，无小腹痛，病情明显好转。经后仍以补益肝肾、养血调经为主，故上方加山茱萸12g补肾填精。6剂，水煎服，日1剂。

◆ 解析

　　一般认为，功能失调性子宫出血因以月经周期紊乱，出血时间延长，经量增多，甚至大量出血或淋漓下血不断为临床特征，故其应属中医学的"崩漏"范畴。本患者此次月经周期后拖，且血量增多，有大血块，伴剧烈腹痛，块下痛减，此为瘀阻冲任，血不循经而妄行，可致血瘀崩漏；阴道出血日久耗气伤血，肾气亏损，亦加重崩漏。治宜温阳行瘀，益肾固冲，即所谓"血实宜决之"，符合中医学"以通为补""瘀祛新安"的理论，所以使多数患者取得药到血止之效。方用桂枝茯苓丸加味，桂枝茯苓丸出自《金匮要略》，是为"治妇人宿有癥瘕害，合并妊娠漏下不止"而设。全方以攻逐之品荡积破瘀，以使冲任通畅，新血归经，而出血自止。若徒用兜涩之品，恐"致邪失正"，随止随发，不能痊愈。

　　【引自】杨建宇，李剑颖，张凯，等.国医大师治疗妇科病经典医案.郑州：中原农民出版社，2013.

◆ 读案心悟

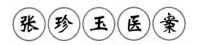

张 珍 玉 医 案

　　王某，女，24岁，已婚。初诊：2008年11月29日。月经淋漓不断27天。患者2008年3月至2008年4月月经未潮，5月口服甲羟黄体酮后月经来潮，此后每月1行。末次月经11月2日（月经周期30天），量中，色鲜红，有血块，现27天仍未净，仍有血性分泌物；纳、眠可，二便调；舌红，苔薄白，脉右沉、左细。平素嗜食辛辣。既往月经（5～6）天/30天。本案患者流血日久耗伤阴血，肾阴亏虚，阴虚火旺，扰动冲任，经血妄动而漏下不止；加之患者嗜食辛辣助阳之品，热伏冲任，迫血妄行，亦加重崩漏之症；久必夹瘀，故夹有血块；血色鲜红，舌红，左脉细皆为肾阴虚之象。中医诊断：崩漏。

【辨证】肾阴虚。

【治法】滋肾益阴，固冲止血。

【处方】六味地黄丸合二至丸加减。熟地黄15g，山茱萸12g，山药30g，女贞子15g，墨旱莲30g，茯苓9g，益母草30g，仙鹤草30g，马齿苋20g，生龙骨30g，三七6g，甘草6g。4剂，水煎服，每日1剂。

二诊：服药4剂血已减少，以初诊方去马齿苋、益母草，加阿胶珠12g，继服4剂后血止。血止后予左归丸改汤加减（熟地黄15g，山药30g，山茱萸15g，茯苓10g，菟丝子20g，杜仲18g，枸杞子18g，甘草6g）。患者坚持服药调整治疗5个月，月经连续3个月规律来潮，疾病痊愈。

◆ 解析

方中熟地黄滋阴补肾，填精益髓而生血，大补真阴，山茱萸温补肝肾而涩精，山药健脾固肾而益精，为方中之主药；更佐以女贞子、墨旱莲益肝补肾，凉血、止血，使补中有清，补而不腻。茯苓渗湿健脾，既助山药补脾，且防熟地黄滋腻而有碍运化；马齿苋、益母草、仙鹤草凉血、活血、止血；崩漏日久有滑脱象，选用生龙骨涩血养益而无留邪伤正之弊。全方补中有泻，寓泻于补，相辅相成。补阴而无浮动之虑，缩血而无寒凉之苦，使肾得其滋，精得其填，血得其固，使子宫清凉而出血自止。

【引自】杨建宇，李剑颖，张凯，等. 国医大师治疗妇科病经典医案. 郑州：中原农民出版社，2013.

◆ 读案心悟

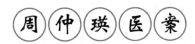

李某，女，23岁。初诊：1991年10月15日。阴道不规则出血3个月。既往月经规律，（4～5天）/30天，量中。近3个月月经（3～30）天/（7～15）天，量多，以后少，于1991年9月11日来潮后持续出血30天，色鲜红或黑，无血块，质稠。经期小腹胀痛，不重，时有腰痛。末次月经1991年9月11日。现无明显不适，纳食一般，眠佳，二便调；舌淡红，苔薄白，脉沉细。西医诊断为功能失调性子宫出血；中医诊断为崩漏，证属肾虚。腰为肾之府，故见腰痛；流血日久，阴虚内热，血为热扰，故见经色鲜红或黑，质稠；气虚失运，故见小腹胀痛。舌脉亦为肾虚之征。

【辨证】肾精未充，冲任不固。

【治法】益肾固冲摄血。

【处方】六味地黄丸加减。熟地黄20g，山药30g，山茱萸12g，白术12g，五味子9g，生龙骨30g，生牡蛎30g，芡实90g。6剂，水煎服，每日1剂。

二诊：1991年11月12日。服药平妥。10月17日月经来潮，行经7天，干净7天后，于10月31日又见阴道出血，量多。现未净，量少，二便调；舌红，苔薄白，脉滑细。患者出血日久，阴血偏虚，故10月15日方熟地黄加至30g，加当归9g以增强补肾养血之力。6剂，水煎服，每日1剂。

三诊：1991年11月20日。月经11月16日来潮，持续4天未净。量较多，小腹坠痛，现口渴，纳眠佳，大便稀，日行1～2次，小便调；舌质红，舌苔薄白，脉细滑。现经量较多，继前以益肾固冲摄血，加荆芥穗炭9g以加强收涩止血之功。6剂，水煎服，每日1剂。

四诊：1991年11月26日。月经11月16日来潮，持续9天干净，量中，始色鲜红，后色淡黄或暗黑，口渴，大便干，小便调；舌尖红，舌苔薄白，脉沉细。见口渴、大便干、舌尖红之阴虚内热征象，故以11月20日方加生地黄炭12g清热凉血。6剂，水煎服，每日1剂。

五诊：1991年12月2日。末次月经11月16日，9天净，量较多。现无不适感，近几日腹部肠鸣音多，大便稀，日行2次，纳可；舌质淡红，舌苔薄白，脉象沉。肾虚不能温煦脾阳，脾虚运化失司，故肠鸣音多，大便稀。10月15

日方加党参18g，莲子15g以补气健脾止泻。6剂，水煎服，每日1剂。

六诊：1991年12月19日。末次月经12月17日，至今未净。现月经量少，色紫暗，无血块，经期腹痛、背痛，现感冒，咽痛。平时白带不多，眠差，多梦，二便调；舌质淡红，舌苔薄白，脉滑细。考虑上次月经已基本正常，现月经第3天加之患者感冒，故暂不予用药以观察此次月经情况。

七诊：1991年12月26日。未服药。末次月经12月17日（月经周期31天），量色可，8天净。现睡眠多梦，纳可，二便调；舌质淡红，苔薄白，脉缓。经治疗后连续2次月经正常来潮，给予六味地黄丸及人参归脾丸以补肾健脾，巩固疗效。六味地黄丸30粒，每日服2粒，人参归脾丸20个，每日服1个。

◆ 解析

◆ 读案心悟

本案为肾虚型崩漏。经本于肾，肾虚则经乱。患者肾气初盛，肾精未充，冲任不固，不能制约经血，子宫藏泻失常发为崩漏；出血日久耗伤阴血，阴液不足，阴虚不能维阳，不能镇守胞络相火，导致阴虚阳亢，阴阳不能平秘的病理状态。正如《素问·阴阳别论》中所说"阴虚阳搏谓之崩"。所谓阴虚即肾阴亏虚，阳搏是指相火偏盛，阴虚火旺，损伤冲任，冲任不固乃发崩漏。故治宜补肾滋阴，固经摄血，滋肾水以制亢旺之火，平沸溢之血。拟方六味地黄丸加减。方中熟地黄甘温滋肾养血，填精益髓，配山茱萸、山药，取六味地黄丸中"三补"以生水，五味子兼能固涩，白术以健脾益气止血，生龙骨、生牡蛎、芡实以收涩止血。出血时，加用荆芥穗炭、生地黄炭之收涩止血之品。血止之后，继以补肾调经，澄源复旧，调整月经周期。经治疗后连续2次月经正常来潮，疾病痊愈。给予六味地黄丸及人参归脾丸以补肾健脾，巩固疗效。

【引自】赵建新，闫俊英，辛茜庭.妇科名家医案精选导读.北京：人民军医出版社，2007.

第十七章　宫颈炎

　　宫颈炎是生育年龄妇女的常见病，临床分为急性和慢性两种，以慢性宫颈炎为多见。急性宫颈炎多因分娩、流产或手术损伤宫颈，病原体侵入引起感染后而发生；慢性者多由急性宫颈炎转变而来。其病理表现主要为宫颈管黏膜及其下层组织充血水肿、炎症细胞浸润和结缔组织增生，病情如进一步发展可致宫颈糜烂。根据宫颈糜烂面积大小，常将其分为轻、中、重三度。临床表现为带下增多、色乳白、质黏稠，或呈淡黄脓样，腰酸楚、精神疲惫乏力、小腹坠痛等。对于宫颈糜烂面小而病变较浅的病例，可用腐蚀剂硝酸银铬酸等局部治疗；而对于宫颈糜烂面积较大、病变较深的病例，治疗常用电熨、冷冻、激光等疗法；对宫颈肥大、糜烂面深广且涉及子宫颈管者，可考虑行宫颈锥形切除术。

　　慢性宫颈炎相当于中医学的"带下"范畴，多为风寒湿热之邪，特别是湿浊之邪入侵，损及冲任，波及肝肾而致带脉失约，任脉不固。本病可概括为湿热下注、气滞血瘀、痰湿蕴毒、痰湿下注四型。其治疗以清化湿热、活血化瘀、祛腐化毒、燥湿化痰为主。

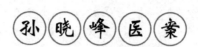

孙晓峰医案

名医小传

孙晓峰，女，妇产科主任医师，教授，医学硕士。本科就读于白求恩医科大学临床医疗系，毕业后在广东省妇幼保健院妇产科工作，有丰富的临床经验及良好的教学效果，多次在医院教学讲课比赛及中青年论文交流比赛上获一等奖，并获"先进科研工作者"及"先进教学工作者"称号，在国家级及省级医学杂志上发表论文20余篇。

马某，女，28岁。初诊：1980年8月25日。产后感染，经抗生素治疗症状缓而未解。带下黄白兼赤，其气臭秽，前阴坠痛，小便热亦不畅，大便秘结，少腹疼痛，腰臀酸痛，外阴灼热红肿；舌苔黄腻，脉濡滑数。

【辨证】冲任虚损，湿毒下注。

【治法】法当祛邪为先。

【处方】苍术、黄檗、牛膝、薏苡仁各12g。研末，为丸。每次6～9g，温开水送服，每日2次。

上药7剂后带下减少，气秽亦除，舌尖红绛，苔腻渐退，邪去阴伤，加入清热解毒之品。

【处方】苍术10g，蒲公英12g，黄檗、甘草梢、生地黄、牡丹皮各8g，全当归、炒白芍、怀牛膝、忍冬藤、川草薢各6g。

连服7剂，诸症明显好转，外阴红肿灼热亦退，唯食欲缺乏，再用原法，佐以健脾之品，服10余剂而愈。

◆解析

本方所治，是湿热下注所致之证。方中苍术燥湿健脾；黄檗清热燥湿；牛膝补肝肾，强筋骨；薏苡仁祛湿热，利筋络。四味合用，为治湿热所致诸症之妙方。

◆读案心悟

妇科病

名医验案解析

若阴户灼热，小便短赤，舌红苔黄，属热偏重者，酌加全银花、连翘、蒲公英、红藤、败酱草等，以清热解毒；胸胁胀痛，头痛口苦，烦躁易怒，大便干结者，酌加龙胆草、栀子、大黄、木通、车前子，以清泻肝火，渗利湿热；若阴户痒甚者，酌加苦参、蛇床子、地肤子，以清热利湿止痒。

【引自】姚乃礼，王思成，涂春波. 当代名老中医典型医案集（第2辑）·妇科分册. 北京：人民卫生出版社，2014.

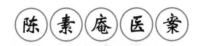

陈素庵医案

马某，26岁。初诊：2006年3月8日。患者主诉1年多来带下量多，色白、质黏稠，精神倦怠，纳少、便溏，小腹时痛，腰脊酸困，月经周期尚准，经量适中，色淡红，经期5～7天，末次月经2006年2月24日。近日曾在外院妇科检查，诊断为宫颈Ⅱ度糜烂伴慢性盆腔炎。因不愿接受物理疗法，前来求治。查其舌淡，苔白腻，脉沉细。

【辨证】脾虚湿浊下注之带下病。

【治法】健脾益气，除湿止带。

【处方】红花桃仁煎。红花、当归、桃仁、香附、延胡索、赤芍、川芎、乳香、丹参、青皮、生地黄各6g。水煎服，每日1剂。

在内服中药的同时采用自拟宫糜散局部外用常规治疗。用药1周后见效，4周后症状明显改善，连续治疗2个月经周期，宫颈局部糜烂和其他临床诸症消除而告愈，半年后随访未见复发。

◆解析

本方所治属气滞血瘀所致。方中红花、桃仁、青皮、延胡索、乳香行气活血；当归、赤

◆读案心悟

芍、川芎、地黄即四物汤，乃补血之基本方，
本方改用生地黄、赤芍，取其凉血活血之功；
丹参能去旧血生新血；香附乃气中血药，行走
三焦，以佐诸活血药之力。配伍成方，共奏行
气活血之功。

　　带下色黄者，酌加黄檗、椿白皮、墓头
回以清热、利湿、止带；气虚少力、精神疲惫
者，酌加黄芪、党参、炒白术以健脾补气。

　　【引自】赵国东. 国家级名老中医验案·妇科病. 北京：人民军医出版
社，2014.

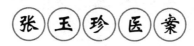

张玉珍医案

　　余某，女，48岁。近6个月来带下量甚多，质清稀如水，气味腥臭，腰部
酸困，疲乏无力，精神困顿，面色㿠白，纳食欠佳；舌淡，苔薄白，脉沉无
力。曾数次求治，均诊为宫颈炎，用洁尔阴外洗、妇炎栓及己烯雌酚阴栓、
口服抗宫炎片等未效。阴道分泌物镜检未见特异致病菌。

　　【辨证】肾气亏虚，任脉不固。

　　【治法】清热利湿止带、健脾。

　　【处方】绵茵陈25g，败酱草、冬瓜仁、薏苡仁、山药、金樱子、忍冬
藤各30g，茯苓20g，麦冬、黑栀子各15g。每剂煎2次，滤去药渣，得药液约
500mL，分早、晚2次服，1周为1个疗程。

　　7剂药后带下量明显减少，继用3剂后诸症皆除，嘱服肾气丸1个月后停
药，未见复发。

◆解析

　　湿热为患，热可伤津，湿碍气机，处理
不当，容易损伤气阴，故清热毋过苦寒，以免

◆读案心悟

损伤正气；利湿勿太峻猛，以防耗竭阴津。

并配合熏洗方：防风、白矾（冲服）各20g，蛇床子、荆芥、黄檗、海桐皮、蒲公英、大飞扬、仙鹤草各30g。用于外阴瘙痒者，疗效显著。

方中以绵茵陈、败酱草、忍冬藤、黑栀子等清利湿热；冬瓜仁、薏苡仁、茯苓等利湿止带。热甚者加青蒿、连翘、紫花地丁；腑实便秘者则加大黄，以泻下热结。

【引自】 罗颂平，张玉珍.罗元恺妇科经验集.上海：上海科学技术出版社，2005.

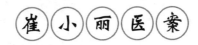

崔 小 丽 医 案

李某，35岁。因白带多，气味腥臭就诊。患者3个月前白带涂片，见有病菌感染，诊断为"宫颈炎"。妇科检查：阴道黏膜充血；宫颈中度糜烂，宫体正常大小，活动；附件（-）。宫颈刮片：未见癌细胞。查血糖阴性。诊脉濡数，舌苔薄黄。带下量多，色黄绿，质黏稠气臭秽，外阴瘙痒有灼热痛感，素有尿路感染，时有尿频、尿急。

【辨证】 湿热下注，蕴结成带。

【治法】 清热利湿解毒。

【处方】 绵茵陈、茯苓、佩兰、布渣叶、金银花、白花蛇舌草各15g，厚朴、黄檗各10g。每剂煎2次，滤去药渣，得药液约500mL，分早、晚2次服，1周为1个疗程。

用上方每日1剂，水煎服。外用苦参洗剂，煎汤熏洗坐浴。经治2周，白带复常。

◆解析

《女科证治约旨》谓："因思虑伤脾，脾土不旺湿热停蓄，郁而化黄，其气臭秽，致成黄带。"故湿热为带，咎在土虚木郁。此系湿毒蕴热，注于下焦，郁滞气机。

方中绵茵陈、布渣叶、黄檗清热利湿泻火；茯苓等利湿止带；佩兰、厚朴化湿除满；金银花、白花蛇舌草清热解毒。若大便干结，加大黄9g（后下），枳实15g，以通腑泄热；腹痛甚加香附、延胡索各12g，以理气止痛。

【引自】王维. 当代妙方. 延边：延边大学出版社，2007.

◆读案心悟

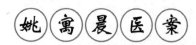

姚寓晨医案

名医小传

姚寓晨，男，江苏省南通市人。1942年毕业于上海医学院。从事中医内、妇科工作，通过多年临床，潜心于妇科疾病的研究，着重以脏腑和奇经学说为基础治疗各种妇科疾病，对某些疑难病症，取得显著疗效。著有《姚寓晨女科经验选辑》。

【辨证】肝肾亏虚，湿热郁结。

王某，女，34岁。初诊：1994年9月21日。主诉下腹坠胀、疼痛1年余，时发时止，伴月经不调，近15天因劳累加重。就诊时小腹刺痛，痛时波及腰骶部，白带增多；舌苔薄腻微黄，边有瘀点，脉滑。妇科检查：子宫活动受限，左侧附件增厚，有压痛。B超检查见宫颈有积液。诊为宫颈炎，予头孢曲松钠2g加0.9％氯化钠溶液250mL，甲硝唑葡萄糖液250mL（内含甲硝唑500mg）静脉滴注，每日1次，连用10天，同时给予以下处方。

【治法】补益肝肾，清利湿热。

【处方】炒知母、鸡冠花、炒黄檗各12g，白花蛇舌草、土茯苓、蜀羊泉、墨旱莲各30g，生地黄、熟地黄、椿根皮、车前子（包煎）、贯众炭、海螵蛸、熟女贞子、杜仲各15g。每日1剂，煎水2次，混合分2次服用，早、晚各1次，10天为1个疗程。

1个疗程后患者症状消失，停西药治疗，续予中药治疗1个疗程后复查。患者主诉无不适，妇检子宫及附件无压痛，B超检查显示正常，随访6个月无复发。

◆ 解析

《诸病源候论》认为："漏下黑者，是肾脏之虚损，故漏下而夹黑也。"治疗大法，重在辨证，虚、实分清，则治有所循，虚则补之，实则泻之。本方补益肝肾，清利湿热，寓利于清，寄消与补，下逐湿热治带。

方中知母配黄檗清利下焦，泻火存阴；白花蛇舌草、土茯苓、蜀羊泉解毒利湿；车前子清热利尿；鸡冠花配椿根皮，海螵蛸配贯众炭，治利愈带；加生地黄、熟地黄、女贞子、墨旱莲、杜仲滋补肝肾。如伴阴痒，加苦参片、地肤子以清热燥湿、杀虫止痒。

【引自】刘芳. 姚寓晨诊治带下病的经验. 南京中医学院学报，1997，（7）：23－24.

◆ 读案心悟

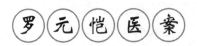

罗 元 恺 医 案

黄某，34岁，已婚。初诊：1992年12月3日。赤带9年，加重2年。自述9

年前置宫内节育器，置器初期月经量增多，6个月后正常，但偶现带中夹血丝或呈酱色，时腰腹隐胀，因症轻，未重视治疗。近2年赤白带次数频繁，腰腹坠胀痛加重。曾到多家医院检查，均诊为"宫颈炎"。多次透视节育器位置正常。用过多种抗生素及中草药，疗效不佳。医师曾主张取器治疗，因担心其他避孕方法不适应而未服从。就诊时带下酱色并臭秽，腰腹坠胀痛，精神疲惫，乏力，口干心烦，夜寐多梦；舌胖暗红，舌根苔薄黄腻，脉细。诊其为带下过多（置器后不良反应），此为节育器及有形之物搁置宫中，必碍气机，胞宫内气血瘀滞不畅，瘀久化热，热迫冲任，日久耗伤气阴，湿毒之邪乘虚而入，故见带下有血、带多而臭、腰腹坠胀痛、精神疲惫、乏力、口干心烦，夜寐多梦等的瘀热湿毒蕴结。

【辨证】瘀热湿毒蕴结，气阴两虚。

【治法】解毒除湿止带。

【处方】党参、山药、土茯苓各15g，生地黄20g，茜草、白芍、龙骨、牡蛎、海螵蛸、白头翁、败酱草、地榆、鸡冠花各12g。每日1剂，水煎服。

二诊：1992年12月7日。服上方3剂，赤带止，腹痛减。上方不变，续服2周。

三诊：1992年12月25日。血带未现，余症明显好转。上方不变，续服5剂。1个月后来述疗效稳定。

◆ 解析

宫内节育器不良反应是指置器后出现月经量多、经期延长、白带有血、腰腹坠胀等一组症状。节育器为有形之物，搁置宫腔必碍气机，胞宫内气血瘀滞不畅，瘀久化热，热迫冲任，致带下有血；日久耗伤气阴，口干心烦；湿毒之邪乘虚而入，使带多而臭；瘀热湿毒内阻，致腰腹坠胀痛。本证应属瘀热湿毒内蕴、阴血耗伤为主的虚实夹杂证。用《医学衷中参西录》的"清带汤"变通治疗该病，"清带

◆ 读案心悟

汤"原意"治妇女赤白带下"。

方中重用生地黄配茜草清热凉血，祛瘀止血；白头翁、败酱草、土茯苓等清热凉血，解毒除湿；龙骨、牡蛎、海螵蛸等固涩止带；山药、党参、白芍等滋阴而固元气。全方共奏清热凉血祛瘀、解毒除湿止带、益气养阴固本之效，使节育器置宫腔之瘀热湿毒之血带证得以治愈。节育器为有形之物搁置宫腔，视为"瘀滞"，瘀久化"热"，从"瘀""热"辨证是本病的关键。

【引自】龙昭玲. 妇科临床方剂学. 北京：人民军医出版社，2009.

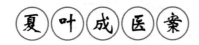

辛某，女，26岁。初诊：1997年11月26日。主诉：带下量多伴腰痛、腹痛反复发作2年。患者自诉2年前开始带下量增多，色白稍黄，月经错后，量中等、色暗紫，伴有小腹胀痛，腰酸困痛，食欲缺乏，口干口苦，大便干结。在其他医院检查诊为慢性盆腔炎，曾服消炎药治疗，效果不显，症情时好时坏而求治。刻诊：舌淡暗，苔薄白腻，脉弦滑。诊其为带下过多（慢性盆腔炎）。

【辨证】湿热下注。

【治法】疏肝解郁，益气健脾。

【处方】芍药、薏苡仁、败酱草、桑寄生各20g，柴胡、当归、茯苓、木香、白芷、川楝子、延胡索各12g，苍术、炒麦芽各15g，川续断、狗脊各30g，炙甘草、陈皮、枳实、郁金各10g。水煎服，每日1剂。

二诊：1997年11月30日。服药4剂，带下色变白、量减少，腹痛、腰痛减轻，诸症好转，因临近经期，前方加香附10g，益母草15g。再服4剂。

三诊：1997年12月2日。服药2剂，月经来潮，量中等，色暗，无血块，腹痛、腰痛较服药前为轻。又以原方治疗15天，带下明显减少，腹痛、腰痛缓解，纳食增加，二便自调，疾病基本缓解。为巩固疗效，又改汤剂为丸药，服用1剂。

半年后随访，带下未再复发，月经也已复常。

◆解析

带下的病因，《傅青主女科》曾说："带下俱是湿症。"这里的"湿"，应包括脾虚生湿和外邪致湿两方面。一般认为本病的发病与脾肾关系密切，盖脾为燥土，喜燥恶湿，主司运化，"诸湿肿满，皆属于脾"（《素问·至真要大论》），感受外湿，湿邪为病易于伤脾，饮食不节，劳倦过度易致脾虚，脾气虚损不能运化水液，水湿内停，流注于下，可致带下；肾为水脏，主管冲任带脉，肾虚气化失常，水湿内停，又不能固护任带，任脉损伤，带脉失约，也致带下。女子以肝为先天，按月行经，加之分娩，数脱于血，常有"有余于气，不足于血"的特殊生理状态，故肝气易郁易结，而肝郁又极易伤脾，所以带下过多除与脾肾关系密切外，亦与肝脏功能失调有关。

【引自】龙昭玲. 妇科临床方剂学. 北京：人民军医出版社，2009.

◆读案心悟

妇科病

名医验案解析